GUIDE
DE
L'ALLAITEMENT
ET DU
SEVRAGE

Pascale Walter

GUIDE DE L'ALLAITEMENT ET DU SEVRAGE

SYROS

Maquette de couverture : Didier Thimonier
Conception intérieure : Béatrice Gauge

9 bis, rue Abel-Hovelacque
75013 Paris
ISBN : 284146160-2

Sommaire

Préface

Autour des années 70, on s'interrogeait beaucoup pour savoir ce qui chez l'humain pouvait être déclaré inné face à ce qui était reconnu comme acquis. Pour arbitrer un débat qui opposait des intellectuels de tous bords, les éthologues avaient choisi de se pencher sur les conditions de déclenchement de la première succion chez les nouveau-nés des mammifères.

La quantité impressionnante d'observations qu'ils ont collectées dans l'ensemble des séries animales est rapidement parvenue à reconnaître, sur ce point, l'existence d'un modèle comportemental univoque et stéréotypé.

A peine chu du ventre maternel, le nouveau-né, n'attend pas même que son cordon soit coupé pour se dresser sur ses pattes. Humant l'air comme s'il se laissait guider par une odeur, il entreprend aussitôt l'exploration de son espace environnant. Parvenant aux limites du territoire, à l'endroit où on peut supposer que les effluves se sont raréfiées, il rebrousse chemin, en continuant de humer, jusqu'à finir par localiser la source précise de l'odeur dans les acini périmamelonnaires de la mère. Il y colle son museau : le mamelon – organe érectile par excellence – se dresse alors, lui pénètre dans la bouche et provoque ainsi sa première succion. L'odeur n'aura somme toute servi en l'occurence que de balise à une trajectoire destinée à réunir la bouche d'un nouveau-né, capable de se mouvoir, et le mamelon de sa mère. Et c'est une double participation réflexe – l'érection mamelonnaire du côté maternel et une pré-programmation de la première succion du côté du nouveau-né – qui assure, de fait, le déclenchement du processus.

Il s'avère cependant que, si ce schéma se répète strictement identique à lui-même chez tous les mammifères, il reconnaît une variante quand on monte dans l'échelle animale. Chez les primates, la mère, sollicitée par l'impuissance apparente de son bébé, intervient pour le prendre contre elle – cette mesure s'avérant suffisante pour le remettre dans des dispositions identiques à celles des autres nouveau-nés de mammifères. Une observation surprenante a néanmoins été relevée chez les mères guenons nées en captivité. Elles s'avéraient, en effet, strictement incapables du moindre geste à l'endroit de leur petit au point qu'il leur fallait l'aide d'une guenon plus vieille, et née en milieu naturel, pour le hisser jusqu'à leur bras.

Il faut croire que les mères humaines, prises dans l'urbanisation à outrance et coupées de la convivialité d'un environnement favorable, ont dû être, à leur façon, dépossédées de leurs potentialités naturelles. C'est pourquoi elles ont requis toutes formes d'aide et plus particulièrement celle des médecins. Ceux-ci ne pouvaient hélas leur fournir d'autres réponses que celles qu'ils avaient apprises, introduisant ainsi dans l'allaitement au sein, la rigidité qui a longtemps présidé à la conduite de l'allaitement artificiel.

On sait ce que tout cela a produit et comment l'industrie a su – ce qui est de bonne guerre de son point de vue ! – occuper le créneau.

C'est en cela que le livre de Pascale Walter fera date.

C'est un livre clair, pratique, complet et dynamisant.

C'est un livre de femme. Un livre pour les femmes.

Un livre de femme pour les femmes enceintes tout d'abord : elles y découvriront par le détail les merveilles que recèle leur corps en général et leurs seins en particulier. Elles y découvriront, avec peut-être une certaine stupéfaction, que les compétences du petit humain ont longtemps été et demeurent encore insoupçonnées : il est capable seul, incité par les caresses et par la voix, de trouver le chemin de la poitrine maternelle et de prendre, toujours seul, le mamelon qu'il repère à l'odeur. Elles comprendront que la suite des événements dépend de ces premières heures où l'équipe qui entoure la nouvelle mère doit se défendre d'intervenir de quelque manière que ce soit, tout en créant cependant par la confiance qu'elle marque à l'endroit du processus, un environnement propice à son bon déroulement.

Ce livre est aussi destiné aux jeunes mères qui ont décidé d'allaiter : elles y apprendront, par touches légères, comment faire face à cette expérience surprenante et à nulle autre pareille. Ce n'est pas étonnant enfin qu'il englobe cette période cruciale du sevrage qui ressemble tant à une seconde mise au monde.

Mais par son ton comme par l'extrême précision des informations qu'il fournit, cet ouvrage devrait devenir le guide qui a manqué à tous les médecins, et aux pédiatres en particulier. Il leur livre, généreusement et avec un enthousiasme touchant, quantité de ces indications que les femmes tentaient de se passer l'une à l'autre quand leur mode de vie ne les avaient pas encore acculées à la solitude de leur expérience.

Le texte est vif. L'humour qui s'y distille convient à un sujet si beau et si grave mais si naturel aussi. Quant aux schémas, croqués par l'auteur elle-même, ils complètent admirablement les conseils et les prescriptions.

Souhaitons que cette saine remise à jour du mode d'allaitement le plus naturel et le plus performant qui soit puisse convaincre un public des plus larges et conduise les maternités et les hôpitaux de notre pays à s'associer à la généreuse initiative des « Hôpitaux amis des bébés ».

Une telle note d'espoir ne peut-elle convenir à notre époque quand nous savons ce que lui coûte la perte de ses références de vie les plus élémentaires ?

Aldo Naouri*

*Pédiatre, auteur de *l'Enfant porté*, Seuil, 1982 ; *Une place pour le père*, Seuil, 1985 ; *Parier sur l'enfant*, Seuil, 1988 ; *L'Enfant bien portant de 0 à 2 ans*, Seuil 1993 ; « Un inceste sans passage à l'acte, la relation mère enfant » in *De l'Inceste*, Odile Jacob, 1994.

Introduction

Il y a du nouveau dans l'allaitement. Maintenant, ça marche. Pendant des années, on a tâtonné, essayé des « trucs », lancé des formules.

Mais la réalité est là : l'Unicef et l'OMS avaient raison lorsqu'ils ont énoncé, il y a plus de dix ans, quelques règles simples.

Le succès de l'allaitement tient à l'essentiel. Rien ne remplacera jamais une bonne information. Dans la pratique, c'est l'assurance de créer les bonnes conditions pour un contact direct entre la mère et l'enfant. N'est-ce pas une simple question de bon sens ? C'est pourquoi, laisser se faire l'allaitement sans s'immiscer, sans faire de fausses manœuvres, est un devoir de nous tous.

Après avoir écouté pendant des années les mères, suivi l'évolution des professionnels de santé, regardé ce que transmettent les médias, nous avons écrit ce guide.

Puisse-t-il être utile à toutes celles et à tous ceux qui cherchent une information de qualité dans un domaine encore trop peu connu !

L'allaitement est une richesse intérieure. Chaque maman crée et transmet son propre capital familial, sa culture. Nous en sommes témoins tous les jours.

L'équipe de rédaction d'Action pour
l'allaitement/Strasbourg*
Annie Cheney, Brigitte Hilaire,
Pascale Walter, Marie-Odile Zimmermann

Nous remercions également pour leurs précieuses contributions le Dr. Evelyne Ruf-Nabhan, Dominique Bertrand, Françoise Soundarjee, et tous les membres d'Action pour l'Allaitement pour leur participation à l'élaboration de ce livre.

Merci à Marie Courdent (LLL) et à Maryse Lehners (IL/Luxembourg pour leur lecture attentive et leurs avis judicieux.

Merci au Dr. Borbála Adám de l'Hôpital Universitaire de Debrecen (Hongrie) grâce à qui nous avons pu réaliser les illustrations sur l'Initiative « Hôpital amis des bébés ».

Merci au Dr. Claire Laurent (CFDAM), à Hélène Girard (CEFRA) et à Judith Philipona (IBFAN-Genève) pour leur suivi du Code.

Merci enfin au Dr. Aldo Naouri pour sa confiance en notre projet.

* Membre d'IBFAN (Réseau d'action pour la nutrition infantile) et de WABA (Alliance mondiale pour l'allaitement), Action pour l'allaitement/Strasbourg œuvre depuis 1984 avec les mères et les professionnels de santé en faveur de l'allaitement maternel.

Physiologie

Voyage à l'intérieur du sein

Avant de passer à une description purement anatomique du sein, faisons un petit tour du côté de l'imaginaire.

Le sein féminin est un puissant support de rêve. Il serait tout à fait dommage de le réduire à un simple organe fonctionnel.

Cependant, il faut bien avouer que certaines représentations imaginaires poétisent mieux que d'autres le délicat équilibre entre sein érotique et sein nourricier.

C'est ce qu'on pourrait appeler le « vrai chic anatomique », pour reprendre le titre d'un livre plein d'humour dans lequel nous avons trouvé la description la plus adéquate des fonctions du sein :

■ Le Titt et le Mumm

L'auteur (Frédéric Pagès, *Au vrai chic anatomique*, Paris, éd. du Seuil, 1983) nous livre cette précision au sujet de la fonction des seins :

« Le bruit des seins est un bon moyen de savoir à quoi ils peuvent servir. On distingue deux sonorités, le “titt” et le “mumm”.

– Titt évoque le jeu, l'excitation, l'érection. En ce cas, le sein sert surtout à être titillé. Il s'appelle alors tette, tétons, tétins. Les tettes sont les mamelons, les tétins sont pour les hommes, les tétons pour les femmes. En latin tette se disait *puppa*, qui a donné poupée, ce qui montre bien qu'un sein est un jouet et qu'il doit être dorloté.

– Mumm évoque plutôt la nourriture. On lui doit maman, mamelle, miamiam, mammaire (ma mère ?). Ce genre de sein met tellement en appétit que les hommes, sous l'emprise de la gourmandise, les voient sous l'aspect de fruits. Lors des hallucinations les plus fréquentes, les mamelles se transforment en pommes, poires, grenades, grappes de raisin, fruits d'autant plus savoureux qu'ils sont défendus. Les mamelons n'échappent pas à cette métamorphose et deviennent des framboises, des fraises ou des chicherons, c'est à dire des pois chiches.

La physiologie du sein s'accorde parfaitement avec la théorie du “vrai chic anatomique”. Nous verrons que le sein est toujours régi par ces deux principes de Titt (excitation) et Mumm (plénitude). »

■ Pommes, poires et scoubidous

Il existe bien d'autres théories sur le sein, mais il faut bien avouer que, en général, elles ne font pas du tout confiance au sein nourricier. Souvent la vue d'une maman qui allaite inspire à l'entourage les réflexions les plus saugrenues. On ne voit pas grand-chose et chacun en profite pour s'inventer de toutes pièces un fonctionnement qui est loin de correspondre à la réalité.

Ne vous laissez surtout pas impressionner par ces explications farfelues qui n'ont en fait qu'un seul but : exprimer un désir vieux comme le monde de retrouver le paradis perdu du sein maternel et de prendre la place du bébé au sein.

Comme ce désir est absolument inavouable tel quel, n'importe quel adulte et même les enfants, rougissent de honte à l'idée qu'ils aimeraient téter ce sein opérationnel.

Alors ils inventent pour la poitrine féminine les modes de fonctionnement les plus invraisemblables pour bien montrer qu'ils ne s'y intéressent que d'une manière très rationnelle.

Voici les principales théories en vogue à l'heure actuelle.

La poire

La théorie la plus répandue est la théorie dite « de la poire ». Le sein serait une espèce de sac, de vessie, juste un peu moins perfectionné qu'un biberon de lait artificiel. Trop souvent « à plat », on ne pourrait donc pas du tout se fier à ce contenant non mesurable qui, au demeurant, risque d'exploser en cas de surproduction.

La pomme

Une autre théorie très en vogue est celle « de la pomme » : le bébé mange littéralement sa maman, le sein est bon à jeter après usage. En tant qu'objet précieux appartenant au patrimoine, le sein serait donc à mettre d'urgence sous une cloche de verre à l'abri des mâchoires de ce petit dévoreur.

Le scoubidou

Beaucoup plus savante, la théorie dite « du scoubidou » tendrait à prouver que la maman allaite directement avec son cerveau. Ses humeurs risquent donc de modifier la qualité du lait. Dans la tendance « scoubidou », la placidité de la vache et le système bien rodé de l'industrie semblent un remède efficace aux états d'âme incertains de la jeune accouchée.

Heureusement, la physiologie du sein maternel est beaucoup mieux conçue que cela et fonctionne très bien pour satisfaire à la fois le bébé qui tète et la maman qui allaite.

■ De l'embryon à la vieille dame

Le saviez-vous ? Tout enfant qui naît s'est déjà constitué une panoplie d'allaitement. Les garçons aussi ont des seins. Mais seules les filles vont plus tard agrandir, tapisser et meubler cette construction.

Voici d'abord l'histoire des seins commune aux hommes et aux femmes. Elle commence très tôt.

L'embryon a 1 mois

Sa mère sait tout juste qu'elle est enceinte. Deux traînées blanchâtres apparaissent chez l'embryon : c'est la ligne lactée (pour les spécialistes, sachez qu'elle est dérivée de l'ectoderme) qui court de l'aisselle jusqu'à l'aine.

A présent l'embryon a 2 mois

Les traînées se transforment en crête mammaire et deviennent saillantes. Puis peu à peu cette crête va se résorber.

Vers l'âge fœtal de 6 mois

Il n'en subsiste que deux bourgeons. Ce sont les futurs mamelons, ou bouts de seins. Exceptionnellement, à ce stade du développement un ou plusieurs mamelons surnuméraires, en trop, peuvent persister. Ils sont souvent confondus avec un grain de beauté situé sous l'aisselle ou sous le sein. Encore plus rarement il peut exister un ou des seins complets en supplément (c'était le cas d'Anne Boleyn, femme d'Henri VIII). Ces phénomènes sont dus à une résorption incomplète de la crête mammaire.

Toujours à 6 mois de vie fœtale

Il se forme des canaux creux. Ils sont séparés et disposés en rayon sous le sein. On les appelle les canaux galactophores. Galactophore veut dire « qui transporte le lait ». Bien qu'à l'état rudimentaire, ces canaux sont opérationnels. En voici la preuve.

Après la naissance

Parfois, environ entre le sixième et le quinzième jour de vie, certains bébés, qu'ils soient garçons ou filles, font une petite montée de lait car eux aussi réagissent (bien) aux hormones de la mère. On appelait cela autrefois le « lait de sorcière ».

Jusqu'à la puberté

La glande est peu différenciée. La construction de base – canaux galactophores connectés à un mamelon – est analogue pendant longtemps chez les deux sexes mais, chez le garçon, les hormones mâles arrêtent définitivement l'évolution de la glande.

■ Les rameaux intérieurs

Continuons notre voyage avec cette jeune fille qui deviendra bientôt femme et peut-être mère.

Vers 10-12 ans chez la fille

La glande mammaire se développe, les seins poussent. Le mamelon devient saillant et l'aréole s'élargit. Ce développement atteint sa phase maximale à la puberté.

Différentes hormones en sont responsables ; en voici quelques-unes : stéroïdes ovariens, prolactine (c'est l'hormone de la lactation), hormone de croissance, gluco-corticoïdes, etc.

Les œstrogènes vont jouer un rôle important dans le développement des canaux galactophores qui s'allongent et se ramifient, formant des rameaux entiers.

Environ quinze à vingt rameaux galactophores par sein convergent en étoile en direction du mamelon. Chacun débouche séparément dans l'aréole par un petit trou : le pore.

La progestérone va agir à l'extrémité de ces rameaux et faire apparaître et se différencier des bourgeons glandulaires, les futures cellules productrices, les *acini*. Pour le moment, ils sont encore clos et refermés sur eux-mêmes. Ils ne se déplisseront qu'à l'occasion d'une grossesse. De taille microscopique, ils sont disposés par petites grappes en lobules le long des canaux. Un rameau galactophore complet, enveloppé et séparé des autres rameaux par un tissu conjonctif, forme avec l'ensemble de ses grappes d'*acini* un lobe associé à un canal et à un pore précis. On dirait un rameau de mimosa dans son emballage en papier cristal avec ses innombrables petites boules reliées finement par des branches. L'ensemble des rameaux forme comme un bouquet.

A chaque cycle menstruel

Le développement se poursuit grâce à la sécrétion importante d'œstrogènes et de progestérone. Ces hormones agissent sur le sein et le modifient doucement tout au long de la vie de la femme.

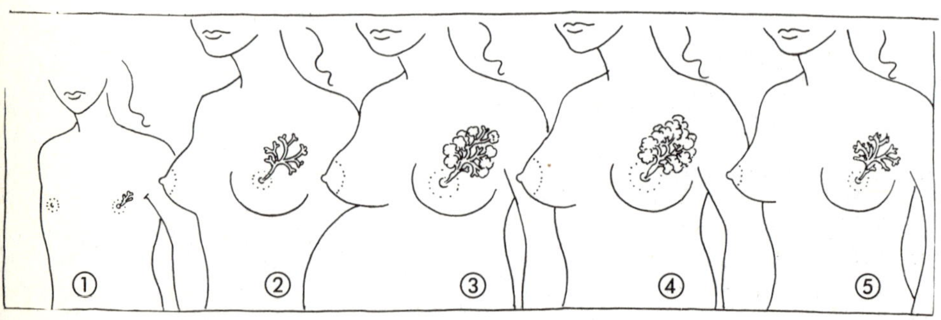

1. L'évolution d'un des rameaux galactophores.
1. La petite fille. 2. La jeune fille. 3. La femme enceinte.
4. La femme allaitante. 5. Après le sevrage.

■ Le temps des *acini*

Pendant la grossesse, le sein s'alourdit à cause de l'épanouissement des *acini* qui se développent en grappes aux extrémités des canaux. L'aréole se pigmente et son diamètre augmente.

On retrouve les mêmes hormones à l'œuvre :

– les œstrogènes vont induire une multiplication massive des cellules des canaux galactophores, amenant ceux-ci à s'allonger et à se ramifier.

– la progestérone, la prolactine et l'hormone lactogène placentaire vont induire une multiplication des cellules des *acini*, amenant ceux-ci à se déplisser et à grandir.

A partir du quatrième mois de grossesse

Tout est en place et prêt à fonctionner. A partir du 4e mois de grossesse, quelques éléments présents dans le sang commencent un passage passif vers les acini et forment un peu de colostrum (lait de naissance). La sécrétion de ce lait est empêchée par la présence de progestérone qui inhibe la prolactine. Cependant, quelques écoulements fortuits peuvent avoir lieu en fin de grossesse.

A l'accouchement

La chute du taux sanguin d'œstrogènes et de progestérone va permettre la libération massive de prolactine et donc la fabrication de lait dans les *acini.*

En cours d'allaitement

Un certain nombre de bourgeons sont à l'état de sommeil. Ils sont prêts à s'épanouir dès que le bébé augmentera sa demande. Si quelques *acini* se « fatiguent » en cours d'allaitement, ils seront également relayés par cette équipe de réserve.

Après le sevrage

Les *acini* ainsi que les canaux galactophores s'atrophient. Le sein retrouve un aspect sensiblement identique à celui d'avant la grossesse. Les rameaux se regarniront de neuf au cours de la prochaine grossesse.

Un dernier changement

Au moment de la ménopause, le sein recommence à se modifier. Canaux et *acini* sont toujours là, mais à l'état rudimentaire. Le bouleversement hormonal change également l'aspect extérieur des seins.

L'histoire d'une goutte de lait

Elle naît dans ce « fruit intérieur » qu'est l'*acinus*, l'unité de base productrice de lait qui mûrit pendant la grossesse.

■ A la lumière de l'*acinus*

Le mot *acinus* vient du latin (un *acinus*, des *acini*) et signifie « grain de raisin ou de tout fruit à grappe ». C'est dans cette sphère, si petite qu'elle est invisible à l'œil nu, que tout commence. Imaginez une cavité, un peu comme l'intérieur d'une framboise. On appelle ce creux la lumière de l'*acinus*. Elle est tapissée d'un seule couche de cellules, disposées comme les petits grains de la framboise. La paroi extérieure est en contact avec de nombreux capillaires sanguins. Sous l'impulsion de l'hormone de la lactation, la prolactine, le débit sanguin est augmenté en priorité dans la zone du sein (ce qui explique la sensation de poitrine tendue au moment de la tétée). L'augmentation de pression dans ces capillaires va permettre le passage, de leurs parois vers celles des cellules de l'*acinus*, de tous les éléments nécessaires à la fabrication du lait. Certains éléments comme l'eau ou les sels minéraux par exemple, sont repris tels quels, d'autres comme les lipides ou les sucres sont créés de toutes pièces par la petite usine contenue dans chaque cellule. Tout comme la framboise se gorge de sucre et d'eau, et mûrit au soleil, l'*acinus* transforme les éléments simples en une nourriture nouvelle et délicieuse.

■ Les petits ruisseaux font les grandes rivières

Sous l'effet d'une autre hormone, l'ocytocine (c'est elle qui préside aux contractions pendant l'accouchement), des fibres musculaires microscopiques qui enveloppent l'*acinus*, les cellules myoépithéliales, pressent cet *acinus* comme on presse une orange, et la goutte de lait est expulsée dans son petit conduit grand ouvert pour l'accueillir. Dès que l'*acinus* se détend, les fibres musculaires vont se contracter tout au long du conduit pour pousser la goutte plus loin. Aussitôt produit, le lait se met en chemin. Pour vous représenter ce mouvement alternatif, mettez vos deux mains l'une à côté de l'autre. Fermez et ouvrez alternativement chacune des deux mains. Grâce à ce système original, la goutte arrive dans un canal qui en rejoindra d'autres, qui eux-mêmes se rassembleront en un canal galactophore principal ; les fibres musculaires se

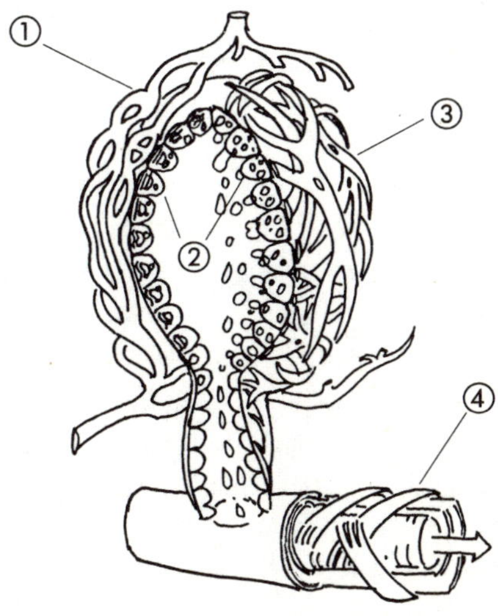

2. Les deux moments de l'acinus.
Le réseau sanguin (1) apporte aux cellules (2) tous les éléments de base nécessaires pour fabriquer le lait. Les cellules myoépithéliales (3) pressent l'*acinus* comme une orange pour expulser le lait vers le conduit galactophore (4).

contractent sous l'effet de l'ocytocine, ce qui pulse le lait vers la sortie. C'est le réflexe d'éjection.

■ Un peu de retenue

Que devient le lait entre le moment où il a été fabriqué et sa sortie ? La plupart des gens sont persuadés que le sein est comme une poche, une vessie. Il disent : « Le sein est plein, le sein est vide. »

Rien n'est plus faux. Le sein n'est pas un sac. A l'accouchement, la fonction de lactation « s'allume », le sein est « sous tension », toujours prêt à produire du lait chaque fois qu'on le sollicite. Avec le sevrage, quand la demande cesse définitivement, la fonction de la lactation « s'éteint » complètement jusqu'à la grossesse suivante.

Pendant toute la période d'allaitement, le sein produit en cours de tétée l'essentiel du lait nécessaire.

Synthétisés par les cellules de l'*acinus* à partir de l'apport sanguin, les divers constituants du lait sont déversés de façon progressive et modulée au fur et à mesure de la tétée dans la lumière de l'*acinus*.

Le « labo » fonctionne en alternance :

– à l'état de veille, il laisse passer un peu de lait pour que le système soit toujours amorcé, prêt à fonctionner dès qu'il y a une demande ;

– à l'état d'éveil, au moment de la tétée, la cadence augmente. Le bébé provoque la sécrétion, les cellules se dépêchent de fabriquer toute une série de constituants qu'elles vont distribuer dans un ordre précis :

• d'abord beaucoup d'eau et de sels minéraux pour désaltérer, et des glucides pour favoriser la croissance du *lactobacillus bifidus* qui consolide la barrière anti-infectieuse de l'intestin ;

• en milieu de tétée, c'est le plat principal, avec protéines et lipides qui augmentent en quantité ;

• la fin de la tétée est faite pour bien « caler », pour donner un sentiment de satiété. On concentre de plus en plus en lipides. C'est le signal pour le bébé que le repas est fini.

3. Le sein en coupe .
1. Lobule.
2. Canal galactophore.
3. Sinus . 4. Pore.
5. Tissu conjonctif.
6. Muscle suspenseur.
7. Côtes. 8. Graisse.

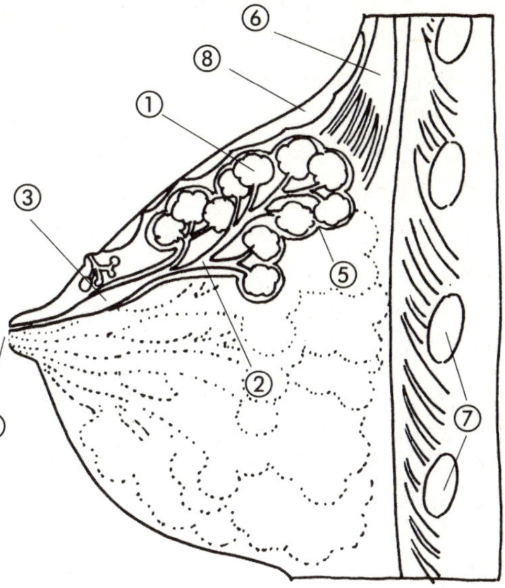

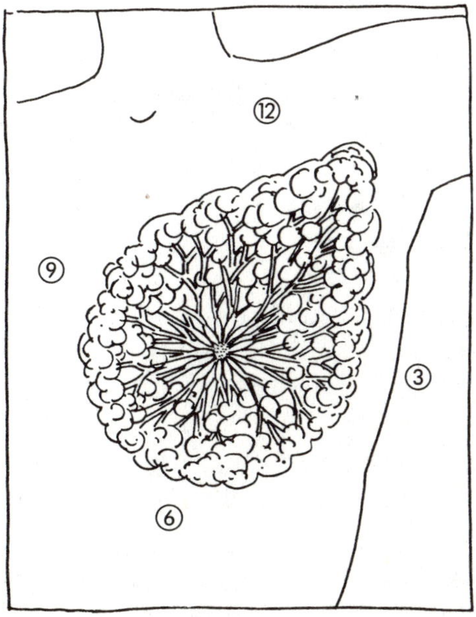

4. Les rameaux galactophores sont disposés en étoile autour de l'aréole. On les localise selon un cadran solaire.

Après chaque tétée, les cellules se reposent un peu avant de se remettre au travail à la tétée suivante. Ce temps de repos n'excède pas deux à trois fois le temps où ce sein a travaillé.

Entre les tétées, exactement comme la canalisation d'un robinet fermé, il garde toujours une petite quantité pour amorcer le système à la prochaine mise en éveil.

Cette amorce est stockée dans une petite salle d'attente. Il s'agit juste d'un élargissement (quelques millimètres de diamètre) du canal ; l'ampoule, ou sinus galactophore, accumule avant la sortie, chaque fois, la valeur d'une gorgée de lait.

C'est au niveau des sinus galactophores, juste derrière l'aréole, là où le sein est granuleux, que le bébé fera une onde avec sa langue pour faire sortir ces gorgées de lait. Il y a autant de sinus que de canaux galactophores : de seize à vingt environ par sein. Ils se vident alternativement pour qu'il n'y ait pas d'encombrement.

■ On ne travaille pas sans filet !

Sous l'aréole et le mamelon se trouve un filet sensitif qui déclenche une réaction hormonale et fait « monter » le lait chez la maman quand le bébé la touche. Ce filet sensitif est composé d'une multitude de petits « interrupteurs » que le bébé met en marche si on lui permet d'exercer ses compétences en le mettant dans une bonne position.

Le contact peau contre peau fait passer de l'état de veille à l'état d'éveil le système de lactation. Mais le corps de la maman s'émeut aussi à la vue du bébé et à ses pleurs.

Le mamelon est équipé pour soutenir sans dommage l'effort de la tétée (à condition que le bébé soit bien positionné, bien sûr).

• Des petits muscles sont disposés à l'intérieur du mamelon et de l'aréole pour que ceux-ci puissent s'allon-

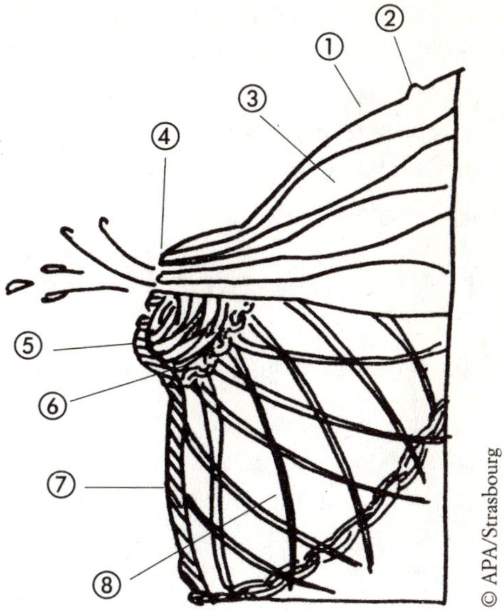

5. Le bout de sein.
1. Aréole. 2 Tubercule de Montgomery. 3. Sinus . 4. Pore. 5. Mamelon. 6. Muscles « en ressort » du mamelon. 7. Filet sensitif. 8. Muscles « en parapluie » de l'aréole.

ger sous l'effort de tétée du bébé, et revenir ensuite à leur forme initiale. Ainsi certains muscles forment comme un ressort à l'intérieur du mamelon, d'autres sont disposés à la manière des baleines d'un parapluie sous l'aréole. Pour consolider le tout, une chaîne musculaire fait le tour de la base du mamelon, une autre celui de l'aréole.

• Les reliefs granuleux qui bordent l'aréole s'appellent les tubercules de Montgomery. Il n'en sort pas de lait, mais une substance lubrifiante à propriétés antiseptiques, un sébum, qui permet au bébé de téter le sein sans l'abîmer. L'odeur émise par ce sébum est un guide olfactif qui permet au bébé de trouver plus facilement le sein.

■ L'arrivée à bon port

C'est au niveau du mamelon, par des petits trous presque invisibles qu'on appelle pores, que le lait jaillira enfin. Le mamelon, par sa forme, peut donner l'illusion que le lait s'écoule par un seul conduit. En fait le lait sort comme d'une pomme d'arrosoir, à travers autant de pores qu'il y a de canaux principaux. Ces canaux sont actifs en alternance par groupe de trois ou quatre à la fois, ce qui laisse aux autres le temps de préparer la livraison suivante et évite les embouteillages.

Les secrets du lait maternel

■ Là, tout n'est qu'ordre et beauté

Lorsqu'on veut construire un simple immeuble, on prend les matériaux les plus communs et on les assemble dans l'ordre le plus utilitaire pour ne pas perdre de temps ni d'argent. Il s'ensuit un monde très laid, hérissé de béton et d'acier et souvent invivable.

Parfois, de grands architectes prennent la peine de choisir avec soin les matériaux, de les assembler avec art en jouant avec le ciel, la lumière, les collines et les vents. Il s'ensuit des chefs-d'œuvre que des millions de personnes viennent visiter pendant des siècles car ils sont beaux.

Il en est de même pour l'intérieur de notre corps. Lorsqu'on choisit le lait maternel, c'est comme si on s'adressait à un grand architecte qui fera sur mesure pour nous le palais de nos rêves. La seule différence, c'est que le lait maternel est gratuit, et qu'il est à la portée de tous. Beau et riche comme un roi, il naît dans les chaumières. Les matériaux qui le composent sont sélectionnés avec soin pour créer une harmonie et construire chaque être humain dans sa force et sa pleine intelligence.

La composition du lait maternel est relativement stable dans le monde et ne varie que dans une faible proportion. Petite maison deviendra grande : la composition du lait maternel évolue considérablement entre les premiers jours du colostrum et les trente jours du lait mature : d'une quarantaine d'éléments divers, on passe à environ soixante-dix composants différents. Leurs proportions respectives se modifient au fil des jours. Les uns baissent, comme par exemple la lactoferrine et certains acides aminés et vitamines ; d'autres augmentent comme le lactose ou les protéines ; d'autres encore apparaissent, comme certains acides aminés et oligo-éléments.

Le lait continue à évoluer car l'allaitement est aussi un processus interactif par lequel le comportement de l'enfant détermine lui-même dans une certaine mesure la composition de sa nourriture. En période de sevrage, par exemple, la quantité de sodium et de protéines augmente dans le lait maternel. En revanche, la concentration en potassium et lactose décroît progressivement.

■ La juste proportion

Voici les composants majeurs du lait maternel et leurs fonctions respectives.

– L'eau : comme pour l'organisme en général, l'eau est le principal constituant du lait : 87,5 %.

– Le lactose est le sucre spécifique de tous les laits. Mais le lait humain en est particulièrement riche : 60 grammes de lactose par litre, ce qui représente plus de 85 % de sa teneur en glucides.

Le lactose est une double molécule de galactose et de glucose. Sous cette forme il est entièrement absorbé par l'organisme et tous ses éléments sont affectés à des tâches précises. Le glucose fournit de l'énergie aux cellules intestinales, musculaires, graisseuses et cérébrales. Le galactose, transformé par le foie, est l'artisan indispensable de la construction du cerveau. Il joue également un rôle dans le maintien d'une glycémie stable et l'épuration de la bilirubine.

D'autres sucres en proportions moindres, mais présents de manière importante dans le colostrum, jouent un rôle dans la croissance de la flore protectrice (bifidus) de la muqueuse intestinale et empêchent l'adhésion des microbes aux parois. Ce sont les oligo-saccharides.

– Les triglycérides constituent 98 % des lipides dans le lait humain. Ces globules d'acides gras saturés ou non sont formés de trois, d'où leur nom de « tri » glycérides, bandes parallèles d'acides gras liés à une molécule de glycérol. Ces graisses sont très importantes notamment pour la myélinisation (gainage) du système nerveux, l'acuité de la vision et la synthèse d'hormones comme les prostaglandines. Il existe d'autres lipides avec des formes spécifiques, comme les phospholipides à deux bandes parallèles ou le cholestérol en forme de polygones, qui remplissent chacun des fonctions précises.

Certains acides gras sont synthétisés directement par l'organisme de la mère, d'autres, les acides dits « essentiels » (linoléique, linolénique), doivent lui être apportés dans son alimentation par les huiles végétales, le poisson.

La teneur en lipides du lait maternel est d'environ 40 grammes par litre, mais elle peut varier de 3 à 180 grammes par litre suivant l'heure de la journée, avec un maximum aux heures de midi. Elle est aussi fonction de l'âge de l'enfant, du volume de la tétée, de la constitution de la mère et de son régime alimentaire.

La fabrication et l'emballage des lipides par les *acini* sont relativement complexes et longs. C'est la raison pour laquelle ils n'apparaissent qu'en fin de cycle de fabrication de chaque sein. Ce moment ne doit pas être supprimé par des tétées trop courtes.

– Les protéines du lactosérum. Le module de base des protides (9 à 12 grammes par litre) est l'acide aminé. Suivant la manière dont ces acides aminés sont assemblés, on obtient soit des enzymes (outils pour construire ou déconstruire des cellules), soit des acides aminés libres (construction et fonctionnement des cellules), soit des protéines. Les deux grandes classes de protéines du lait sont connues par cette expérience simple : lorsqu'on fait cailler du lait il se sépare en caséine d'une part et en petit lait d'autre part. C'est ce petit lait, ou lactosérum qui nous intéresse. Les protéines qu'il contient sont très « sociables », puisqu'elles s'associent volontiers à d'autres substances, par exemple pour fabriquer des éléments comme l'alpha lactalbumine qui fabrique les quantités importantes de lactose dont l'humain a besoin pour la construction de son cerveau, ou alors pour apporter des défenses immunitaires comme les immunoglobulines A de type sécrétoire, ou encore pour fixer des éléments comme la lactotransferrine qui favorise l'absorption intestinale du fer.

L'humain n'est pas une « bête à fromage » : la caséine humaine est présente, mais dans une proportion assez modeste. Sa forme en petits flocons et sa composition de certains acides aminés signent leur appartenance à l'espèce humaine. Des trois types alpha, bêta et ka, c'est la caséine bêta la plus importante. Elle a un profil différent pour chaque femme, probablement déterminé par le code génétique. On appelle la caséine ka le « facteur bifidus », car cette glycoprotéine stimule la croissance du bifidobactérium dans l'intestin.

– Les enzymes sont des outils qui aident à la synthèse et la destruction des cellules. Leurs noms se terminent généralement en « yme » ou en « ase » : par exemple, le lysozyme propre à l'humain est particulièrement bactéricide, la lipase facilite l'absorption des graisses dans l'intestin de l'enfant ; la lactase, elle, scinde la molécule du lactose en glucose et galactose.

Le lait maternel contient également, dans des proportions idéales et, surtout, livrés prêts à l'emploi, des vitamines liposolubles et hydrosolubles ainsi que des sels minéraux et des oligo-éléments.

Le lait maternel n'est pas une substance inerte, il véhicule également de nombreuses cellules vivantes (près d'un million par millilitre dans le colostrum) capables de fabriquer certains éléments, de phagocyter des bactéries et des levures, et de synthétiser des facteurs de défense. On a également découvert récemment que certaines hormones du lait favorisent la croissance et le développement des organes sexuels propres à l'espèce.

Considéré par certains chercheurs comme l'équivalent externe du placenta, le lait maternel n'a pas encore livré tous ses secrets et contient vraisemblablement d'autres éléments non identifiés et dont la fonction reste à découvrir.

■ Signé de main de maître

Que faut-il conclure de ce tableau impressionnant ? Que toutes les femmes et tous les hommes devraient avoir dans un coin de leur tête une petite « carte du tendre » pour se souvenir de ce que leur apporte leur corps bien humain. L'étiquette du lait maternel, on ne la verra jamais sur les rayons d'un magasin. Elle s'écrit tous les jours, de tétée en tétée, à deux. Maman fournit la plume et l'encre, et bébé écrit, sur son beau papier blanc, des mots simples, rares et nouveaux que personne ne pourra copier, car ils sont inscrits dans l'amour en lettres humaines et signés de son nom.

Guidance

Des seins en forme

Comment se préparer à l'allaitement pendant la grossesse ?

Il n'est pas nécessaire de faire des traitements particuliers. L'important est de faire connaissance peu à peu avec ce sein nourricier qui aime être caressé « dans le sens du lait », c'est-à-dire toujours de la base du sein vers la pointe.

Le bout de sein gagne aussi à être un peu entraîné avant le temps de l'allaitement.

Nous vous donnons quelques idées de préparation. Faites celles qui vous conviennent le mieux. Deux choses à éviter : l'acharnement et la négligence. Ce qu'ils n'aiment pas c'est : être décapés par des produits lavants trop agressifs, étouffés dans des soutiens-gorge étanches, macérer sous des tonnes de pommade.

Apprenez dès maintenant à regarder et à toucher différemment vos seins.

Posons notre regard sur l'aréole. La peau de l'aréole est plus ou moins pigmentée (colorée) selon les femmes, elle est aussi plus ou moins fine.

Sur le bord de l'aréole, on voit bien les petites éminences des tubercules de Montgomery qui produiront une substance lubrifiante et odoriférante. Décaper les seins avec des produits agressifs ou des savons trop parfumés reviendrait à enlever cette protection indispensable et à laisser bébé sans son délicieux guide d'odeur !

La peau ne doit pas tirer lors de la tétée. Lorsque le bébé tétera, s'il ne prend en bouche que le mamelon, la peau de l'aréole plissera. S'il saisit bien l'aréole dans sa bouche, la peau roulera souplement entre le palais et la langue.

Regardons maintenant le mamelon.

La base du mamelon s'implante à angle droit sur l'aréole. Ça ne doit jamais tirer. Evitez toutes les tensions qui pourraient casser cet angle : massages maladroits et, plus tard, tétées où l'enfant est mal positionné. Pendant la lactation, la pointe du sein devra toujours être maintenue bien au sec et ne pas macérer dans l'humidité.

Voici maintenant quelques indications pratiques pour préparer les bouts de seins :

■ Renforcer, assouplir, faire saillir

On peut préparer les bouts de seins à l'allaitement pendant la grossesse, mais ce n'est pas indispensable sauf si vos mamelons sont plats ou ombiliqués (ils rentrent vers l'intérieur). Disons simplement qu'une poitrine qui a l'habitude de vivre presque toute l'année à l'abri d'un soutien-gorge a tout intérêt à commencer à faire quelques sorties avant le grand moment où on l'offrira à bébé.

Renforcer

Les mamelons se pigmentent pendant la grossesse. Mais s'ils ont toujours été dans leur soutien-gorge, bien à l'abri du moindre contact, la pigmentation supplémentaire ne renforcera peut-être pas suffisamment la peau des mamelons.

Vous pouvez donc, au choix :

- trouver un moment dans la journée où vous mettrez votre poitrine à l'air, ne serait-ce que cinq ou dix minutes ;
- si l'occasion se présente, prendre des bains de soleil. Restez cependant prudente en évitant expositions prolongées et coups de soleil ;
- mettre vos seins en contact direct avec des vêtements flottants en coupant la pointe du bonnet d'un vieux soutien-gorge, ce qui permet aux seins de rester soutenus tout en s'aérant ;
- frotter votre poitrine avec une serviette éponge un peu rèche après la douche ou le bain.

Assouplir

Le mamelon gagne à être pétri. Mais il ne faut faire ces exercices que dans le dernier trimestre de la grossesse et ne pas insister en cas de contractions utérines.

Utilisez un peu d'huile d'amande douce ou une crème neutre. Avec le pouce et l'index, saisissez le mamelon (pas l'aréole) et faites la série de massages suivants :

- pincez doucement ;
- étirez le mamelon vers l'avant ;
- roulez le mamelon entre les doigts.

Faire saillir

Si votre mamelon a tendance à se rétracter (il rentre vers l'intérieur lorsqu'on presse sur l'aréole), ce sont des adhérences. Voici quelques indications utiles.

- Découpez les pointes de bonnet d'un soutien-gorge mais faites simplement une ouverture assez petite pour que le contour appuie sur le sein juste au niveau de l'aréole.

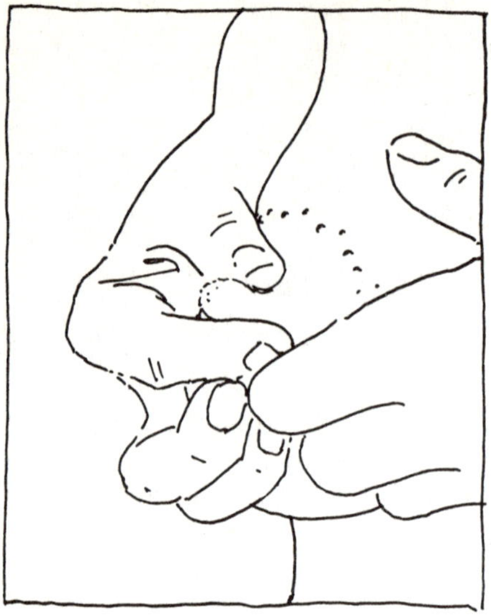

6. Pétrir le mamelon en suivant
sa structure interne.

• Portez pendant la grossesse des coques spéciales. Ce sont des « forme-mamelons » à faible diamètre d'ouverture, un peu différents des « coques d'allaitement ». Ils appuient sur l'aréole et incitent le bout de sein à sortir. Celui-ci peut saillir librement et n'est pas comprimé par les vêtements. Choisissez un modèle avec face intérieure souple pour ne pas comprimer les canaux.

• Tout système d'aspiration par le vide est également efficace. On peut acheter des appareils tout faits ou en fabriquer un soi-même (une seringue coupée et inversée).

• Pour détacher les adhérences, il existe également une méthode de massage dite « exercices de Hofmann ».

• Si vos bouts de seins sont réellement invaginés (bouts de seins rentrant vers l'intérieur, sans possibilité de les faire saillir), sachez qu'il existe actuellement des techniques de chirurgie plastique (à faire avant la grossesse, évidemment !) qui remodèlent les mamelons sans sectionner les canaux galactophores, permettant ainsi d'allaiter par la suite.

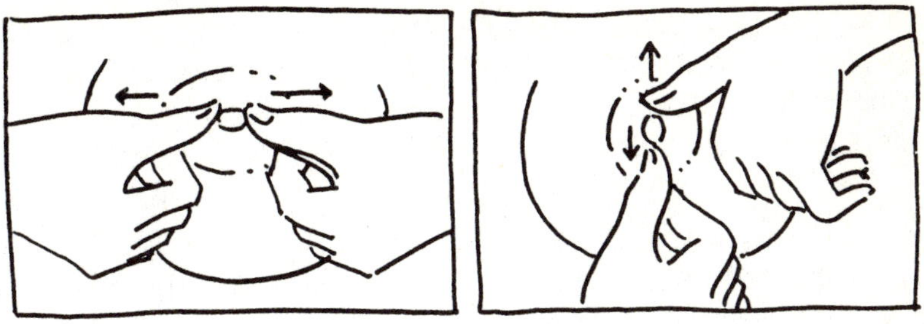

7. Exercices de Hofmann.
Pour enlever les adhérences, faites ces exercices quelques minutes plusieurs fois par jour au cours du dernier trimestre de grossesse.

En revanche, si vous avez déjà subi une opération de chirurgie du sein, vous prendrez soin de vous renseigner auprès du chirurgien qui vous a opérée pour savoir quel type d'intervention il a pratiqué et si vous pouvez allaiter, du moins partiellement.

Entretenir

Les dernières semaines de grossesse, vous aurez peut-être déjà quelques pertes de colostrum.

Dans ce cas, frottez doucement le bout de sein avec une serviette rèche ou une petite brosse de soie pour éliminer régulièrement le petit dépôt de colostrum qui risque de se former sur les pores au bout du mamelon.

Allaitement première

■ Peau contre peau

Le nouveau-né a des compétences que vous ne soupçonnez peut-être pas. En modifiant leurs pratiques en matière d'accueil des nouveau-nés, les professionnels de santé des pays nordiques (Suède, Norvège) ont pu observer scientifiquement un phénomène surprenant et peu étudié jusqu'ici : l'instinct de fouissement.

Si aucune intervention extérieure ne vient le troubler, posé sur le ventre de sa mère dès la naissance, aidé par sa voix et ses caresses, le nouveau-né va ramper par ses propres moyens vers le sein, attiré par l'odeur du sein.

A votre avis, combien de temps met le bébé dans cette situation naturelle pour remonter tout seul jusqu'au sein de sa mère ? Vous serez étonnée d'apprendre que cela peut durer entre soixante et quatre-vingt minutes.

C'est le moment où le système hormonal de la maman se modifie juste après le bouleversement de l'accouchement ; « l'instinct maternel », si l'on peut appeler ainsi le moment où la maman se détend après l'effort et commence à faire signe à son bébé, ne tarde pas à se manifester. Pendant la première heure qui suit l'accouchement, la mère a un taux élevé d'ocytocine qui est l'hormone de l'amour, de l'attachement. C'est le moment le plus favorable pour le bébé pour entamer sa première tétée. Tout au long de l'allaitement, cet attachement mère-enfant se confirmera de tétée en tétée.

Lorsque le père est présent lors de ces premiers instants, on a observé qu'il est attentif et aux aguets, veillant sur l'enfant et réconfortant la mère. Pour lui aussi, un très fort sentiment d'attachement se crée à l'égard de l'enfant.

Pendant un long moment, on verra le bébé hésiter entre sa main, si proche et qu'il peut sucer, et quelque chose d'autre qui l'appelle, une voix, un visage, une odeur. Il ne se décidera qu'après un bon moment et beaucoup de tergiversations à abandonner définitivement ce qui est littéralement à portée de main et à faire l'effort de reptation nécessaire pour parvenir jusqu'au sein bien-aimé.

C'est le contact peau à peau précoce entre la mère et l'enfant qui favorise cette première manifestation d'autonomie du bébé humain. Comme tous les humains, on a constaté que les nouveau-nés réagissent au bruit, à la douleur, à la séparation, mais aussi à la présence du père. Ces nouvelles connaissances ont conduit au développement

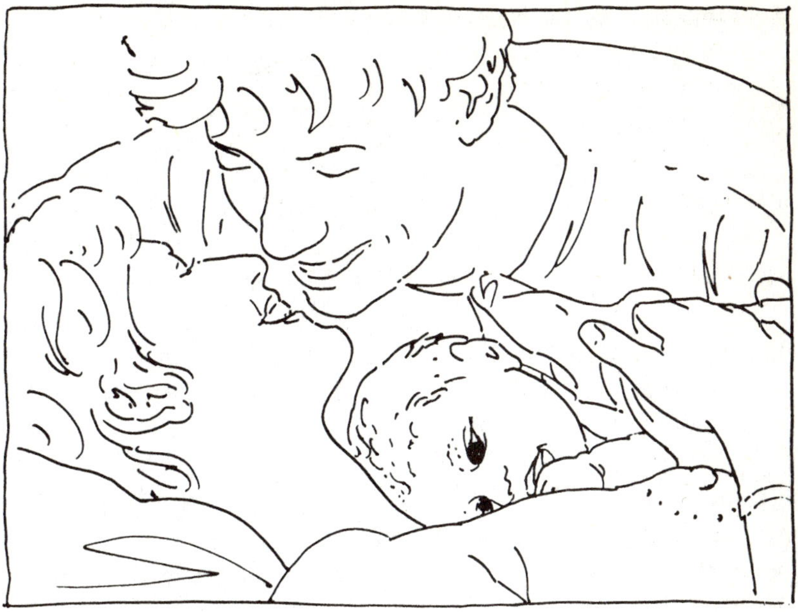

8. Fondamental pour la relation mère-enfant : le contact peau à peau dès les premiers instants de vie.

de techniques plus fines pour la prise en charge du nouveau-né.

Vous pourrez vous faire une petite idée de ce que représente un changement des pratiques hospitalières et ses conséquences en regardant la merveilleuse vidéo pleine d'humour et de tendresse de l'experte norvégienne Gro Nylander (coordonnées à la fin du livre).

Si votre maternité n'est pas encore en mesure de mettre à votre disposition cette qualité de service, demandez, si tout va bien, qu'on vous accorde au moins un moment de contact peau à peau avant les examens de routine, la pesée, etc. qui suivent la naissance.

Cet instant de corps-à-corps nu de la toute première fois est très important. Chacun va s'imprégner de l'odeur de l'autre, lire son visage pour le reconnaître parmi tous les autres, écouter son cœur pour ne plus jamais l'oublier.

■ Saisissante, la première tétée

Le nouveau-né est capable de se nourrir seul. Il suffit pour cela de ne pas le séparer de sa mère pendant ses premières heures de vie. Chaque nouveau-né manifeste sa faim à son heure, il n'est donc pas obligatoire de faire téter le bébé à un moment précis qu'on lui imposerait.

Si le nouveau-né est près de sa mère, il aura au moment de sa faim la possibilité de téter immédiatement et donc de mettre en œuvre ce « parcours du lait » qui instaure une relation dynamique entre la mère et l'enfant.

Il ne faut pas donner le sein à tout prix au bébé, mais le laisser chercher, puis trouver le mamelon. S'il est né à terme et en bonne santé, c'est un plaisir pour lui que d'exercer sa vitalité. Certains médicaments (calmants...) donnés à la mère dans les heures précédant la naissance peuvent avoir une incidence sur la vigilance et la capacité de téter du bébé.

Si bébé est prématuré ou qu'il a un petit problème, une aide à la mise au sein et une position particulière sont nécessaires. La maman suivra pas à pas ses progrès avec l'aide de l'équipe médicale, mais que cela ne soit pas un obstacle à l'allaitement.

Le colo quoi ?

Si vous n'avez jamais entendu parler du colostrum, découvrons ensemble ce qui est plus qu'une simple nourriture.

Inimité à ce jour, le colostrum occupe une place à part dans l'évolution du lait maternel, mais c'est aussi une place difficile. Malgré ses grandes qualités, ce liquide précieux est souvent méprisé et n'inspire pas confiance. Pourquoi ? Tout simplement parce qu'il se présente sous un faible volume.

■ De l'or liquide

Les mamans qui ont eu l'occasion de pratiquer dès le début un allaitement au sein exclusif peuvent en témoigner...

Surprise : quand on donne les toutes premières tétées, c'est un lait épais et tout doré qui sort.

Le colostrum répond tout de suite aux besoins essentiels du bébé qui vient de naître. En plus d'un contact corporel et affectif chaleureux qui crée des liens durables, il apporte sous un faible volume et dans les proportions idéales des éléments très complexes qui s'harmonisent entre eux :

• une quantité particulièrement importante de protéines spécifiques et d'anticorps variés chargés de protéger contre les agressions microbiennes ;

• de l'eau et des sels minéraux pour ne pas se déshydrater ;

• des glucides et des lipides pour faire une réserve d'énergie et construire les fonctions essentielles (appareil digestif, cerveau, système nerveux) ;

Le colostrum est naturellement peu abondant (environ 50 millilitres par jour).

En effet ces premiers jours de tétée ne sont pas encore ceux de la « montée de lait » où les seins se tendent et prennent du volume lors de l'augmentation massive de la circulation sanguine.

Rien de tout cela pour le moment. Les seins ne sont pas plus volumineux qu'en fin de grossesse, ce qui fera dire aux non-connaisseurs : mais vous n'avez pas encore de lait !

Et pourtant, lorsqu'un bébé fait sa première vraie selle, après celle de méconium, s'il n'a reçu que des tétées de colostrum, la maman découvre dans ses couches une selle fraîche toute dorée et qui sent bon le lait de mère.

Un des charmes de l'allaitement, c'est qu'il est économique, discret et élégant. Le colostrum étant très bien assimilé, il reste peu de déchets non digérés et les selles ne sont pas forcément volumineuses. L'indice d'une bonne prise, ce sont simplement les urines abondantes et fréquentes du bébé.

■ Aux couleurs de la vie

Pour tout le monde, le lait, c'est-à-dire le lait de vache, est blanc. On trouve normal aussi que le lait ait un goût standard.

Oubliez vos références au lait industriel. Ici, c'est un lait « en direct », un lait spécial pour petit d'humain, et qui sent bon la mère, cette maman-là, et pas une autre. Pendant l'allaitement, bébé et maman sont imprégnés de la même odeur. C'est pour eux un signe de reconnaissance et de plaisir. Plaisir pour le bébé de retrouver toujours le parfum qu'il aime, et aussi de goûter toutes ses modulations. Le lait maternel est comme une mélodie qui chante les petites choses de la vie : le matin, le soir, à la fin du repas, d'une saison à l'autre, son goût varie. On ne s'ennuie pas avec le lait maternel et, en plus, il est beau : savez-vous que le lait humain prend des aspects et des couleurs variés au fil des jours ?

A la naissance, la couleur du lait est dorée, chez certaines femmes presque orangée. Sa consistance est épaisse et son volume faible. C'est le colostrum.

Dans les jours qui suivent, le lait colostral, mélange de colostrum et de lait mature, est un peu plus jaune. Il se fluidifie. Le volume augmente.

Au bout de deux, trois jours, à la montée de lait, le volume augmente brusquement. Peu à peu, le lait devient plus blanc.

Enfin, au bout de trois semaines, à peu près, on en arrive au lait mature, qui prend souvent un aspect bleuté, presque *translucide*. Rassurez-vous, c'est bien la bonne couleur, la bonne composition et la bonne quantité à chaque fois.

Votre lait augmente en volume et en nombre de composants. L'espèce humaine est faite pour être sevrée tard. C'est un lait « au long cours », destiné à servir longtemps.

■ Contre les germes pathogènes : l'immunocompétence

Dans les vingt-quatre heures qui suivent la naissance, 5 milliards de bactéries vivantes par gramme de contenu vont envahir l'intestin vierge du bébé, et ce, quelles que soient les précautions d'hygiène.

Il existe plusieurs sortes de bactéries. Les germes saprophytes sont tout simplement chargés de se nourrir des cellules mortes et produisent la « bonne » pourriture du monde vivant. Les germes pathogènes, eux, s'attaquent directement au corps vivant de leur hôte et déchargent sur lui des toxines et des enzymes dans le but de le détruire. Avec le lait maternel, une course de vitesse est engagée, et les mauvais germes se heurteront à une défense redoutable qui les empêchera de faire leur travail destructeur.

La muqueuse digestive du bébé est immature à la naissance. Elle va mettre au moins quatre mois pour s'édifier. C'est une nutrition appropriée qui va créer des conditions extrêmement favorables à la bonne santé et au bon développement de l'enfant.

Admirez l'ingéniosité avec laquelle la nature nous fournit gratuitement de multiples défenses lorsque nous choisissons les solutions les plus adaptées : chaque lait a les anticorps de son espèce. Comme un prolongement naturel de la protection du bébé par les anticorps de la mère pendant la grossesse, le lait maternel contient des anticorps spécifiques aux humains. Mieux : chaque maman a ses anticorps particuliers, ceux dirigés contre le milieu où elle vit, donc celui où vivra son nourrisson si on ne les sépare pas. Leur nom : ce sont les IgAs, c'est-à-dire les immunoglobulines A sécrétoires.

Présents de façon massive dans le colostrum (près de 90 g/l !), ces anticorps ont pour vocation de tapisser la muqueuse digestive. Ils créent une sorte de pellicule protectrice. Les bactéries pathogènes ne peuvent pas se fixer sur la paroi, elles sont agglutinées par les IgAs et s'éliminent de façon naturelle dans les selles. Leurs toxines et leurs enzymes sont neutralisés, la prolifération locale des virus est empêchée.

La digestion du lait maternel favorise dans l'intestin du bébé un milieu acide dans lequel prolifère une flore très particulière avec une dominante de bactéries *Bifidobacterium*. Ces bactéries protectrices exercent un effet de barrière très puissant contre les bactéries pathogènes de l'environnement et rendent l'enfant résistant à de nombreuses maladies infectieuses. De nombreuses autres substances spécialisées permettent de détruire les bactéries, de contrôler l'équilibre de la flore, de fixer le fer. Pour faire fonctionner pleinement cet écossytème, il faut allaiter dès la naissance et, surtout, il ne faut pas que le bébé absorbe d'autres boissons que le lait maternel dans ces premiers jours. Cette précaution élémentaire peut lui éviter de graves ennuis de santé.

■ Allergies : une vraie protection

Il faut cent jours (trois mois et demi) pour que l'intestin du bébé mette en place une barrière anti-allergique efficace contre les protéines non humaines. Avant ce moment, tout apport alimentaire différent du lait de mère est reconnu comme étranger par l'organisme et crée un risque d'intolérance. C'est pourquoi même un seul biberon de lait artificiel, surtout s'il est donné dans les premiers jours de la vie, peut suffire à sensibiliser et déclencher une allergie grave par la suite.

Allergie vient du grec *allos*, qui signife littéralement « pour rien » et *ergein*, « travailler ». Faute de posséder les outils adéquats (les enzymes appropriés) pour scinder correctement certaines protéines de lait animal qu'on lui fait absorber, l'organisme du bébé en est réduit à envoyer des anticorps pour détruire les particules non traitées qu'il ne peut pas lire. Ce combat se traduit par des problèmes de santé plus ou moins graves : mauvaise courbe de poids, diarrhées, vomissements, maladies chroniques, etc. Certains bébés y laissent même leur vie.

Attention ! L'efficacité de certains laits industriels pour nourrissons aux protéines partiellement hydrolysées n'est pas prouvée en matière de prévention d'allergie. De plus ces modifications semblent entraîner des conséquences sur la qualité nutritive de ces produits. Les vrais laits de régime aux protéines totalement hydrolisées posent, eux, un réel problème de goût.

■ Pas de concurrence déloyale

Vous comprendrez peut-être mieux maintenant pourquoi il ne faut pas donner de biberons de complément quand on veut allaiter.

• Ils compromettent l'action biologique spécifique des anticorps du colostrum maternel sur la flore intestinale et créent un risque d'allergie.

• En mettant la maman « au chômage technique partiel », les biberons de complément compromettent chez elle l'épanouissement des cellules productrices de lait, les *acini.* Au lieu de se développer, les rameaux galactophores dépérissent et l'enfant ne sollicite réellement plus assez le sein. La répartition biberon/sein ne reste pas stable, et le biberon prend en quelques jours l'avantage au détriment du sein.

• Ils empêchent le bébé d'exercer ses compétences sur le système de lactation que la maman met à sa disposition. Le bébé doit passer d'un système de succion dynamique et performant à un autre, moins efficace : il risque de ne plus assez se nourrir.

■ Brouillage d'onde

Comment la fausse manœuvre d'introduction du biberon chez le bébé allaité provoque-t-elle le risque de perte du réflexe de succion aréolaire qui est le véritable déclencheur du processus d'allaitement ? Si votre bébé est correctement nourri au sein, c'est parce qu'il utilise une méthode innée et très efficace de succion profonde. C'est une ondulation de la langue sous l'aréole qui enthousiasme littéralement votre système de lactation, le fait fonctionner à fond et provoque ce jaillissement séquentiel qui lui plaît tant. Pour obtenir ce résultat, regardez comment il fait:

La bouche est grande ouverte et la langue franchement tirée dehors fait un mouvement d'ondulation qui se propage du bout de la langue vers l'arrière.

Que se passe-t-il avec le biberon ? D'abord pas question d'ouvrir la bouche aussi grande ni de sortir la langue car on bute sur la bague du biberon. Il n'y a plus qu'une solution : aspirer. Mais comment faire pour ne pas s'étrangler littéralement sous un flot de lait ? Bébé a intérêt à avoir du réflexe la première fois qu'il suce un biberon.

La langue à l'intérieur de la bouche, les gencives en action, il effectue un mouvement alternatif : pincer, aspirer et boucher avec la langue le trou de la tétine quand il avale.

■ Des compliments, pas des compléments

Même si nous souhaitons à toutes les mamans de la terre d'avoir la joie de bénéficier un jour de l'accueil privilégié d'un Hôpital ami des bébés, nous savons que beaucoup d'entre elles auront encore à affronter, au moment le plus délicat de leur vie de mère, un concurrent sans pitié qui cherchera par tous les moyens à rompre le lien fragile de l'allaitement.

C'est à l'intérieur même des murs de la maternité qu'il vous arrivera peut-être de vous voir proposer, sans aucune indication médicale vraie, ce qu'on appelle des biberons de complément.

Si vous ne réagissez pas, on va finir par vous persuader de donner à la place du colostrum riche et vivant un produit stéréotypé, le lait artificiel, beaucoup moins performant, au goût toujours identique, à la formule diététique moins bien assimilée, ce qui oblige le bébé à en consommer des quantités qui soulèvent l'admiration du public (au grand désarroi de la maman face à cette concurrence déloyale).

En fait, à ce régime, le bébé passe une bonne partie de son énergie à trier pendant sa digestion ce qu'on lui a donné d'inutile (énormes molécules de caséine du lait de vache), alors que par ailleurs des éléments essentiels vont lui manquer (les anticorps par exemple). C'est la raison pour laquelle les bébés nourris au lait de vache (même celui « redécoupé » pour ressembler au lait maternel) ont un foie et un rein de 30 à 40 % plus gros que les bébés allaités au lait maternel.

Il ne meurt pas de faim, mais un peu d'ennui car le ciel de son lait ne change jamais. Il est composé uniformément de la même manière d'un biberon à l'autre. Ce biberon de complément contient un lait inerte, ce n'est pas un lait dynamique et vivant, personnel comme le lait maternel.

Les positions : mobilité, sécurité

■ A la hauteur des événements

La bonne position du bébé pendant la tétée est un facteur déterminant pour qu'il s'alimente bien et que la tétée soit agréable pour la mère. Pourquoi aujourd'hui si peu de mères trouvent-elles spontanément la bonne position ?

Faut-il essayer de reproduire un modèle de position idéale comme une statue figée ou ne vaut-il pas mieux se fier à sa sensation intime ? Dans la relation d'allaitement, deux personnes vivantes et qui bougent se rencontrent sans qu'aucun objet s'interpose. Et cela, aucune image ne peut le représenter. La rencontre est autant intérieure qu'extérieure. Il y a quelque chose de vigoureux, un corps à corps puissant auquel beaucoup de femmes ne s'attendent pas.

Laissez-vous aller à cette sensation. Le bébé est bien positionné lorsqu'il tète bien fort et bien profond et, pour cela, inutile de vous faire un dessin, vous êtes mieux placée que quiconque pour répondre à cette question.

Comment arriver à ce résultat ? En naissant, le bébé passe littéralement à l'étage supérieur, comme nous l'avons vu dans l'instinct de fouissement. Au lieu de se confiner au niveau du ventre de la mère, le giron, où il fait bon se nicher, il rampe, se redresse, et apparaît entre les deux seins de la mère.

Ainsi, la base de l'allaitement se trouve tout simplement... entre les deux seins. A partir de là, l'enfant peut se diriger facilement vers l'un ou l'autre des deux seins. Il est toujours à la bonne hauteur. Il n' y a pas de position fixe pour le bébé, simplement, son épaule doit être dans l'axe hanche/oreille.

A partir de ces deux indications toutes simples : « base de départ entre les deux seins » et « épaule du bébé dans l'axe hanche/oreille », tous les mouvements et toutes les positions sont possibles. La mère peut allaiter, qu'elle soit couchée, assise ou debout, qu'elle se tourne ou qu'elle se déplace.

En repassant par la case départ, l'enfant peut passer aisément d'un sein à l'autre. On peut également faire pivoter bébé autour de ce point central pour l'amener dans des positions particulières (en diagonale, en enroulé des pieds dans le dos de la maman, tête-bêche, etc.) qui sont utiles dans certains cas (après une césarienne, en cas d'engorgement d'un canal précis, etc.).

■ A vue de nez

Depuis le début, le bébé est actif. Votre rôle est simplement de le suivre dans cette activité en le soutenant de la manière la plus sûre et la plus libre à la fois.

Un seul bras suffit pour porter bébé. Sa tête repose dans le creux de votre coude, votre avant-bras soutient tout son dos, de l'épaule à la hanche opposée. Votre main soutient son fondement, le pouce et l'index maintiennent sa cuisse. Ce maintien de sécurité vous permet de suivre sans risque les mouvements du bébé et les vôtres.

Mais quelle que soit ensuite la position que vous adoptez, lorsqu'il tète, le bébé doit avoir simultanément la pointe du nez et le bout du menton en contact avec le sein. Si l'une de ces deux extrémités est trop enfoncée dans le sein, ou trop détachée, ne bougez pas la tête du bébé, déplacez son corps tout entier avec votre bras.

– *Nez enfoncé* : rapprochez le bassin du bébé vers vous.

– *Menton qui ne touche pas le sein* : remontez votre bébé plus haut.

– *Ni le nez, ni le menton ne touchent le sein* : reprenez à zéro la position.

Sauf chez les prématurés dont la tête tient juste dans le creux de la main et doit être soutenue, il faut éviter de tenir avec la main et de pousser la tête du bébé pour l'aider à prendre le sein. Cela bloque sa nuque et provoque chez lui un réflexe de recul.

Veillez également à ce que votre bébé ne soit pas en vrille, ce qui est désagréable pour lui et l'empêche de téter et déglutir confortablement. Assurez-vous que son épaule est bien dans l'axe hanche/oreille.

Attendez que le bébé ouvre grand la bouche et qu'il tire la langue afin qu'il puisse saisir complètement l'ensemble aréole-mamelon.

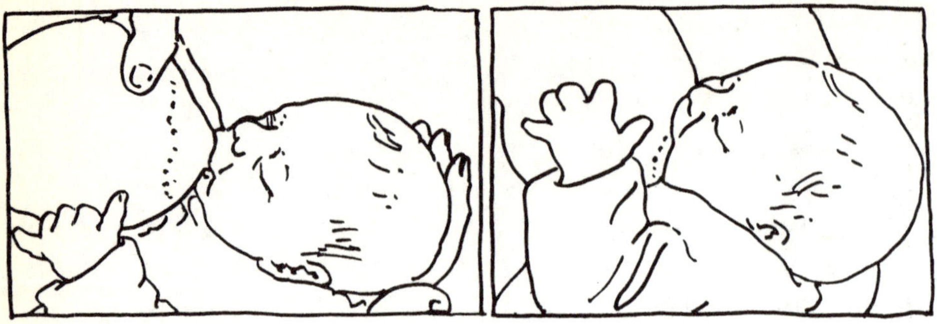

9. A gauche : Bébé suçote le mamelon avec le bout de sa langue. Sa tête est bloquée, les doigts posés sur l'aréole le gênent. Il risque de ne pas être suffisamment nourri.
A droite : Bébé tète pleinement le sein. Il happe presque toute l'aréole. Sa langue est largement appliquée contre le sein. Sa tête est soutenue mais mobile, rien ne vient le gêner dans ses mouvements.

Bébé au sein : une adhésion totale

Lorsqu'il est bien happé, le sein est tout à fait à même de supporter l'épreuve de la tétée. La nature a bien prévu les choses.

L'aréole est à la fois granuleuse (elle accroche bien) et lubrifiée (la peau est protégée). Quant aux gencives supérieures du nouveau-né, elles ont des petites vésicules (ça ne mord pas, c'est souple) qui empêchent l'ensemble de déraper. La langue aussi, est granuleuse et ne patinera pas, mais elle ne râpera pas non plus car elle se contente d'onduler du bout de la langue vers l'arrière pour amener le lait à gicler. Le mamelon et l'aréole sont plaqués contre le palais du bébé qui peut extraire le lait de toutes ses forces sans pour autant endommager les tissus du sein.

Laissez donc tranquillement bébé prendre le sein bien en face, bouche grande ouverte, la langue bien tirée, jusqu'à l'arrière de l'aréole. Cette succion efficace met en route et active puissamment la lactation sur l'ensemble de la tétée. C'est la garantie que votre bébé sera bien nourri.

Le sein ne se vide pas, comme une bouteille ou un biberon. Après une giclée de lait, vient la pulsion suivante, qui continue à faire jaillir le lait jusqu'à ce que le bébé arrête l'excitation et ainsi de suite. Collez littéralement votre bébé au sein, menton et nez contre votre poitrine, c'est pour lui une position de contrôle où il peut maîtriser réellement la production.

■ Indices de satisfaction

Pour vérifier qu'un bébé boit bien sa quantité de lait maternel, il suffit de l'observer : quand le bébé tète, on voit parfois un peu de lait perler au coin de ses lèvres.

Il tire deux ou trois goulées (slup, slup, slup). Pour la maman ça tire dans les seins. Puis il fait une petite pause pendant laquelle il avale (glourps). On perçoit très bien ce petit mouvement de déglutition, moment où le bébé avale le lait qu'il a tiré. Au début de la tétée la succion est très forte, puis son intensité diminue. Vers la fin de la

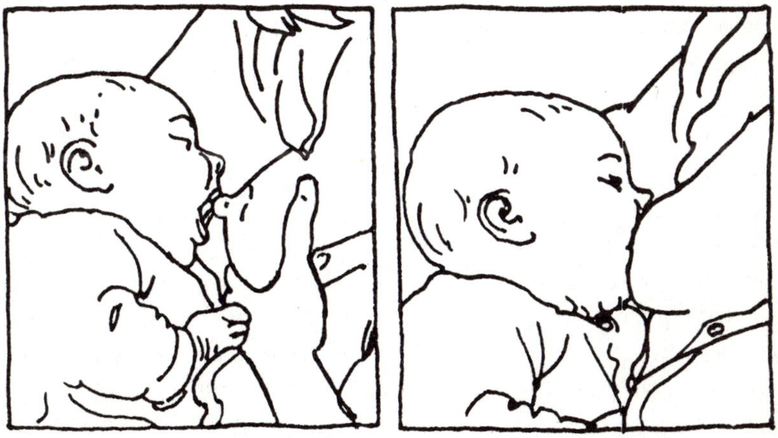

10. A gauche : Bébé bien en face du sein ouvre grand la bouche. Effleurez sa joue avec le bout du sein s'il ne trouve pas tout de suite.
A droite : . Nez et menton contre le sein, bébé tète fermement l'ensemble de l'aréole et du mamelon.

tétée, souvent le bébé s'endort à moitié et tétouille un peu de temps en temps, pour le plaisir.

Mal positionné, bébé n'attrape que le mamelon (parfois même il vise à côté et tète un bord de l'aréole !). Il suce alors le sein entre ses gencives et du bout de la langue seulement, recueillant juste le lait qui arrive passivement mais sans provoquer la réaction en chaîne stimulation-production-éjection qui met vraiment la tétée en route.

Il mâchouille sans déglutir, risque de provoquer des gerçures, s'énerve ou s'endort et crie au bout d'une heure parce qu'il a faim.

Une bonne position, au contraire, permet au bébé de bien faire son travail de téteur, de régler comme il l'entend votre production. Donnez-lui ce plaisir de pouvoir exercer confortablement ses compétences.

■ Bon poids, bon œil

Comment surveiller le poids d'un bébé allaité ? Certainement pas avec une balance à la place du sein. Pas la peine de peser bébé avant et après chaque tétée. Les tétées sont très variables au fil de la journée, et il n'y a pas de valeur arbitraire standard que bébé devrait prendre à chaque fois.

Tout au plus peut-on prendre en compte une journée tout entière comme unité de comparaison les premiers jours. Ensuite, des pesées régulières à un rythme plus espacé (une à deux fois par mois) confirmeront la bonne santé que vous aviez déjà observée : un bébé qui mouille régulièrement ses couches, qui prospère à vue d'œil, qui est épanoui (il a le teint rose, il dort bien, même s'il ne dort pas régulièrement) et tonique (il crie si quelque chose le dérange, ouvre grand les yeux quand il est bien réveillé).

Le lait maternel est très digeste. La fréquence et la quantité des selles du bébé sont extrêmement variables : une selle par semaine n'a rien d'alarmant. Cependant, avant six semaines, des selles au moins deux fois par jour sont l'indice de calories (lait de fin de tétée) en quantité suffisante.

Veillez donc à ce que le bébé, dans une bonne position, puisse téter chaque sein suffisamment longtemps (entre dix et vingt minutes), car le lait de fin de tétée est riche en éléments nutritifs, particulièrement en graisses.

Rappelons que la succion de tétines (sucettes) perturbe la mise en place de la lactation et risque de faire perdre à votre bébé sa longueur d'onde, c'est-à-dire son irremplaçable système de tétée profonde, efficace et rassasiante.

■ D'une tétée à l'autre

Bébé a déjà tété, il sait que, en pleurant ou en geignant, sa mère le prendra dans ses bras, contre ce sein nourricier qu'il connaît déjà bien.

Nous assistons donc à une simple répétition en accéléré de la première tétée : le bébé va trouver plus rapidement le sein, le saisira et tétera énergiquement.

Pour que cette deuxième fois soit une réussite, il est indispensable que le besoin de nourriture du bébé, manifesté par ses pleurs, soit reconnu et qu'on y donne suite rapidement. Le plus simple et le plus sûr est que bébé et maman cohabitent dans la même pièce vingt-quatre heures sur vingt-quatre.

La cohabitation mère-enfant est une des conditions de réussite de l'allaitement maternel, très exactement la condition n° 7.

Il faut aussi allaiter à un rythme soutenu. Les premières tétées complètes, fréquentes et exclusives tout au long des vingt-quatre heures ont pour effet de stabiliser le taux de prolactine dans le sang et permettre ainsi une montée de lait rapide et harmonieuse.

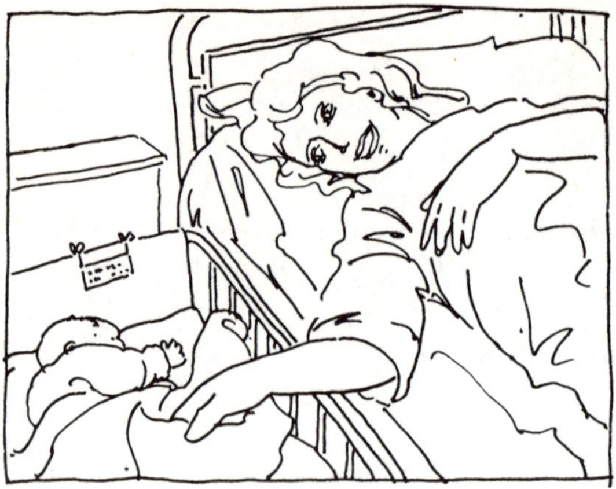

11. Bébé et maman doivent être nuit et jour tout près l'un de l'autre pendant les premiers temps de l'allaitement. C'est une des conditions de sa réussite.

© APA/Strasbourg

■ Bien démarrer

Pour lancer l'allaitement, il faut le pratiquer à un rythme soutenu. Vous ne le regretterez pas : des tétées complètes, fréquentes et exclusives tout au long des vingt-quatre heures auront pour effet de stabiliser le taux de prolactine dans le sang et de permettre ainsi une montée de lait rapide et harmonieuse.

Des tétées complètes

A condition qu'il soit dans une bonne position, un tout-petit pourra très bien téter jusqu'à vingt minutes par sein. Il est inutile d'interrompre la tétée au bout de quelques minutes. Il faut laisser aux réflexes fabrication/éjection le temps de se mettre en place. Le lait de fin de tétée de chaque sein est très important pour boucler le cycle de production des différents composants et donner le signal de fin de tétée. Lorsque le premier sein a été donné complètement, le bébé, détendu, se détache du sein ; s'il manifeste encore son désir de téter, on peut le mettre au deuxième sein. Parfois, il ne le prend que pour se désaltérer un peu et s'arrête assez vite. Sinon, laissez-le téter tranquillement jusqu'au bout et observez ses mouvements de déglutition.

Vous commencerez la tétée suivante par ce « deuxième » sein, et ainsi de suite en alternance, pour que chacun des deux seins ait tour à tour la première place dans la tétée.

Des tétées fréquentes

Le sein a besoin d'être stimulé souvent pour obtenir une lactation efficace. Quant au bébé, il lui faut de nombreuses tétées dans les premiers temps, non seulement pour se nourrir, mais aussi pour se situer dans le temps, dans l'espace, et... vous rencontrer. Calculez vous-même : huit à douze moments par vingt-quatre heures les premiers jours, cela n'est vraiment pas de trop pour deux personnes qui font connaissance !

Des tétées exclusives

Aucun apport extérieur ne doit venir perturber l'évolution de la lactation. L'allaitement est un accord dynamique entre la personne de la mère et celle du bébé. Pas de fausse note. L'accord parfait se déroule le long des vingt-quatre heures tout entières et pas seulement aux heures de bureau.

C'est bien la maman, et la maman seule qui doit nourrir son enfant dans les premières semaines de la vie. Être nourri par une seule et même personne favorise l'attachement affectif, mais cela permet aussi, jour après jour, l'adaption de l'organisme du bébé à un milieu microbien précis.

■ Tour de cadran

Généralement, juste après la naissance (sauf prise de médicaments), on est dans un état de vigilance tout à fait particulier. On n'a pas du tout envie de dormir. On est plutôt comme dans la chanson : « Épuisés mais ravis, fallait-il que l'on s'aime et qu'on aime la vie. » Connaître intimement son bébé, guetter son moindre souffle, son moindre soupir, écouter tous ses petits cris, ses grognements, seul le silence de la nuit le permet. Ne vous laissez pas voler ces heures particulières.

Ces premières nuits sont des moments de rencontre absolument uniques entre votre nouveau-né et vous. C'est aussi l'occasion pour vous d'exercer pour la première fois votre vigilance. Vous en aurez besoin pendant longtemps. Actuellement, on conseille de coucher les bébés sur le dos ou sur le côté plutôt que sur le ventre. La présence continue de la mère est une sécurité supplémentaire.

L'allaitement de nuit est très important. Le petit bébé a besoin de se nourrir souvent, il ne faut pas le priver de ces tétées nocturnes. Pour la maman, dont la lactation se met en place, il est tout aussi important de ne pas sauter les tétées de nuit.

Beaucoup de maternités sont équipées de pouponnières collectives où les bébés sont regroupés, surtout la nuit. Si on vous propose gentiment de vous relever de vos fonctions (« nous lui donnerons un biberon, profitez-en pour vous reposer »), refusez fermement. Les hôpitaux appliquent des règlements qui sont faits pour des gens malades. Mais devenir mère n'est pas une maladie. C'est une compétence qu'on acquiert jour et nuit, sur le terrain, en exercant sa vigilance et ses capacités à nourrir.

Avec ces séparations nocturnes, les mamans frustrées se retrouvent bien souvent le matin avec un engorgement monstre et une lactation complètement déphasée par rapport au rythme du bébé.

■ Comme le dit le poète

Dans les premiers jours, à la maternité, on vous donnera souvent beaucoup de conseils techniques. Il est parfois difficile, dans ce contexte, de vivre et d'exprimer sa sensation intime. Pourtant, elle se manifeste fortement à la naissance, où la maman et le bébé sont dans un état de sensibilité affective très particulier. Vivez intensément ces instants, admirez votre bébé à l'œuvre et dites-le avec vos propres mots.

L'allaitement nous apporte quelque chose de différent parce qu'il ne consiste pas seulement dans l'acte de donner. C'est un véritable échange, créateur de liens. Voici comment Bruno Bettelheim décrit cette interaction privilégiée de l'allaitement dans son livre *Pour être des parents acceptables* (Paris, éd. Laffont, 1988) :

« Ce qui, dans l'allaitement, unit solidement la mère et l'enfant, c'est le fait que chacun d'eux donne à l'autre et reçoit de l'autre la satisfaction de besoins physiques, le soulagement d'une tension et des gratifications émotionnelles. Par cette interaction, la mère et l'enfant sont à la fois actifs et passifs ; ils sont totalement eux-mêmes, se rendent personnellement service tout en étant intimement au service l'un de l'autre. La mère est active quand elle offre son sein au bébé, le serre dans ses bras, lui sourit, l'encourage de la voix et du geste ; mais elle est passive en laissant l'enfant téter le sein. Le bébé, lui, est actif quand il cherche le mamelon et le suce, quand il adapte son corps à l'étreinte maternelle ; quand il regarde sa mère, lui sourit et absorbe son image. Il est passif en s'abandonnant à ses bras et à ses caresses. Par la tétée, l'enfant calme sa faim et se soulage ainsi d'une tension physique impérieuse, tandis que la mère apaise la pression du lait dans son sein. Le plaisir que chacun procure à l'autre et détient de l'autre est ce lien qui peut "attacher le cœur au cœur, l'esprit à l'esprit, le corps à l'âme" comme le dit le poète. »

Petits détails, grand confort

Allaiter doit être agréable sur tous les plans. Soignez les détails comme vous preniez soin de vous et de votre environnement pendant la grossesse.

Souvent des petites choses toutes simples suffisent à créer un environnement favorable. Et si une quelconque gêne survient, ne la laissez pas s'installer. Cherchez-en la cause pour pouvoir y remédier.

■ De simples habitudes

Hygiène des seins : sauvez Montgomery

Le sein est un organe vivant, il ne faut pas le traiter comme un objet. Une hygiène draconienne le met en colère car c'est manquer de respect au système d'autoprotection qu'il a mis en place. L'aréole est parsemée des tubercules de Montgomery (c'est le nom du savant qui les a découverts), spécialement chargés de sécréter un sébum qui forme un film protecteur à la surface de l'aréole et du mamelon. Quel gâchis de décaper plusieurs fois par jour le sein avec des produits de toilette agressifs et au parfum déroutant ou avec des solutions désinfectantes qui dessèchent la peau et la fragilisent !

Le bout de sein, qui n'est plus apprêté pour la tétée, souffre, et cet ensemble, qui était si bien protégé, devient vulnérable aux infections à cause des gerçures. Le bébé perd aussi son repère sensoriel, c'est-à-dire l'odeur subtile qui le guidait. En voulant trop bien faire, on aboutit à une petite catastrophe. Pour éviter cet enchaînement absurde, il faut revenir à une hygiène simple : se laver les seins comme d'habitude, au cours de sa toilette quotidienne.

Les mains propres

La seule hygiène à respecter vraiment, c'est de *se laver les mains*. Ce sont elles qui transportent le plus facilement les microbes, surtout dans une collectivité comme la maternité. Pensez donc à vous laver les mains avant chaque tétée avec des produits pas trop parfumés, toujours par respect pour Montgomery !

Au moment des tétées, si vous y tenez, un peu d'eau claire suffit pour laver les bouts de seins. On peut utiliser un linge propre, une compresse de gaz ou un coton.

Ensuite, veiller à garder les seins bien au sec.

■ Tenues d'allaitement

Pour allaiter il faut pouvoir se découvrir aisément, discrètement, sans se refroidir, mais on aime aussi que le sein soit bien soutenu. Arrêtons-nous un instant sur ces quelques éléments vestimentaires.

Soutien-gorge

On lui demande plusieurs qualités :

– soutenir correctement une poitrine plus lourde que d'habitude,

– suivre les variations de volume dues à la montée de lait,

– laisser respirer le sein,

– dégager facilement l'aréole pour la tétée,

– avoir toujours un autre exemplaire propre et sec à disposition.

Suivant votre budget et le choix que le commerce vous propose, vous pouvez opter pour différentes solutions.

• **La moins onéreuse**

– Pour les premiers jours, deux ou trois soutiens-gorge bon marché, sans armature, en matière extensible, une taille au-dessus de votre taille habituelle, à la fois fermes, élastiques et assez souples pour pouvoir écarter le bonnet facilement. Si nécessaire racheter un jeu correspondant à votre taille une fois l'allaitement installé.

• **La plus confortable**

– Un soutien-gorge d'allaitement que vous aurez acheté en fin de grossesse. Essayez le modèle qui vous plaît et veillez à ce que les bonnets soient un peu plus profonds que votre taille actuelle.

– Un soutien-gorge de réserve (n'importe lequel pourvu qu'il soit assez souple et pas trop petit) pour faire le joint les premiers jours, le temps d'un lavage-séchage.

– Un ou deux soutiens-gorge d'allaitement bien adaptés à votre taille une fois l'allaitement installé. Optez pour des modèles souples. Même en coton, préférez le jersey.

Vêtements

Pensez aux détails pratiques. Les robes ou les chemises de nuit qui ne s'ouvrent pas sur le devant ne sont pas appropriées pour l'allaitement.

• **Question d'ouverture**

On peut porter un vêtement ample et largement échancré ou qui se déboutonne sur le devant. Presque plus pratique : un pyjama ou un ensemble dont le haut se soulève facilement.

• **Discrétion oblige**

Le tee-shirt ou le pull qu'on relève avec discrétion laissent à peine deviner qu'on allaite. Cela peut être important si on n'est pas très à l'aise devant d'autres personnes. Si vous êtes gênée d'allaiter en public, vous pouvez aussi porter un grand châle. On ne voit presque rien.

• **Petite laine**

Un peu d'égards pour votre poitrine. Pensez que c'est une glande au travail. Ne la maltraitez pas en lui faisant subir des chauds-froids inutiles, elle ne tarderait pas à vous montrer son désaccord en se fâchant tout rouge (lymphangite). Pensez à protéger votre poitrine du froid, en vous couvrant d'une petite laine (gilet, liseuse) si vous passez dans les courants d'air.

Les suites de couche

Si vous avez mal au ventre pendant les premières tétées, sachez que l'allaitement favorise les contractions utérines grâce à l'ocytocine et permet une involution rapide de l'utérus. C'est pourquoi il n'est pas nécessaire de rajouter un traitement avec des médicaments pour accélérer ce processus.

Après une deuxième naissance et à chaque naissance suivante, l'involution de l'utérus se fait ressentir plus fortement. C'est ce qu'on appelle les tranchées.

Ne vous crispez pas. Respirez comme pour l'accouchement chaque fois que vous avez des contractions.

Demandez des antispasmodiques si la douleur est insupportable.

Si vous avez eu une épisiotomie, à l'accouchement, vous serez peut-être gênée par la suture. Demandez une vessie de glace pour calmer la douleur.

N'hésitez pas à allaiter debout ou couchée. Pour être assise confortablement pendant l'allaitement, demandez une « bouée ».

Vous donnerez des tétées à des heures et des lieux souvent très différents. Aménagez-vous chaque fois les meilleures conditions possible d'allaitement. N'hésitez pas à faire preuve d'imagination. Fabriquez-vous un petit nid, même là où il n'y en a pas.

Il n'y a qu'une pauvre chaise pour vous asseoir et votre bras est fatigué ? Qu'à cela ne tienne, appuyez votre coude sur la table. Votre bébé est trop petit pour s'asseoir sur vos genoux pendant la tétée et son poids vous pèse au bout d'un moment ? Glissez un coussin (un manteau, une couverture, etc.) sous ses fesses pour le soutenir.

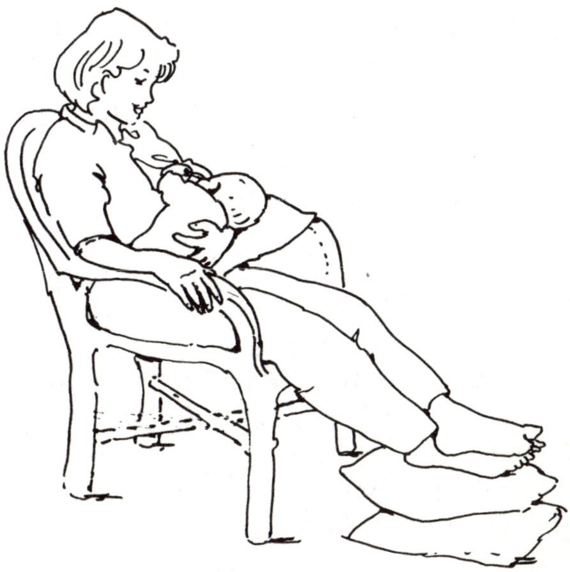

12. Même assise, étendez-vous, détendez-vous et prenez toute la place que vous méritez.

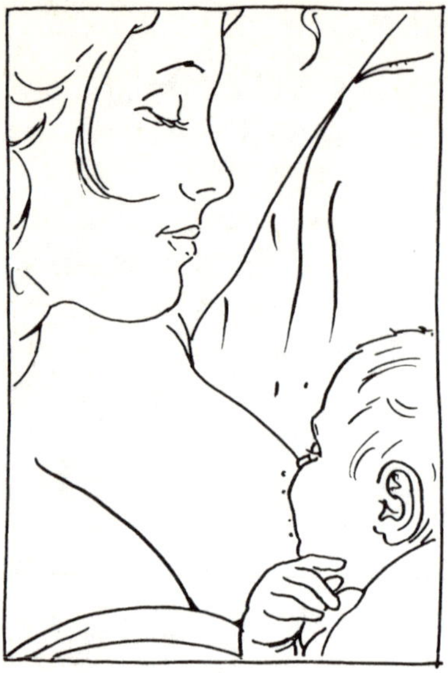

13. Lorsque vous allaitez couchée, dégagez votre bras, soutenez votre nuque par un coussin mais ne surélevez pas votre épaule.

Vous avez mal au dos parce que votre fauteuil est trop profond ? Encore un petit coussin.

Interventions mesurées

■ L'essentiel sur les accessoires

Pare-lait

Dans les premiers temps de l'allaitement, on perd souvent un peu de lait entre les tétées, ou à l'autre sein pendant qu'on allaite. Pour parer à tous ces petits débordements, il suffit de mettre en œuvre des moyens très simples :

– lors de la tétée, ayez toujours sous la main un petit linge propre pour essuyer le lait qui coule éventuellement à l'autre sein ;

– porter dans le soutien-gorge des compresses pare-lait qu'on change chaque fois qu'elles sont humides. Mieux vaut des compresses de gaze ou un simple mouchoir en tissu ou papier qu'on plie en quatre. On hésite moins à en changer souvent que des protections d'allaitement du commerce qui sont assez chères (sauf les modèles en tissu réutilisables parce que lavables).

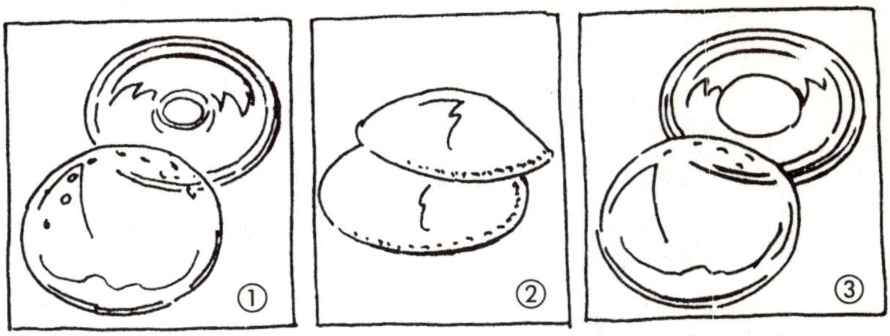

14. Les accessoires d'allaitement doivent être utilisés à bon escient.
1. Coques forme-mamelons.
2. Compresses pare-lait.
3. Coques recueille-lait.

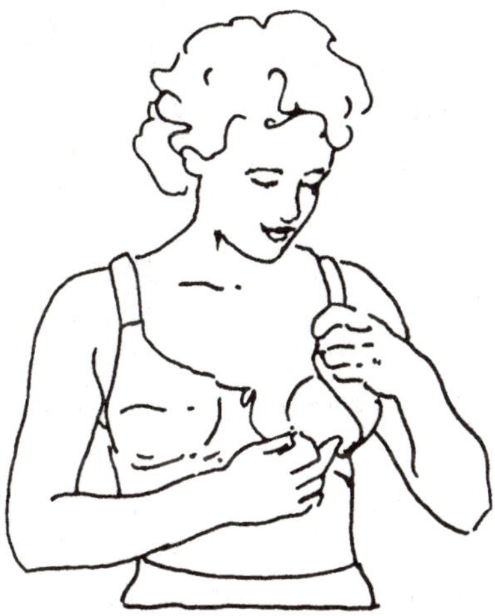

15. Les coques se portent sous un soutien-gorge bien ample pour ne pas comprimer.

Coques d'allaitement

Ces boucliers rigides se portent sous le soutien-gorge. Il existe deux modèles :

- **Le forme-mamelon** à petite ouverture qui aide à faire saillir les mamelons et qu'on porte pendant la grossesse.
- **Le recueille-lait** à ouverture large qui permet de maintenir le mamelon au sec et loin de tout frottement.

Choisissez des modèles à fond souple pour ne pas contraindre les canaux.

Pratiques lorsqu'il s'agit de faire saillir les bouts de seins ou de les protéger momentanément en cas de gerçures, ou de recueillir le lait de l'autre sein pendant la tétée, ces coques d'allaitement ne doivent pas être utilisées régulièrement car elles appuyent sur les sinus galactophores et stimulent en permanence les seins, semant la pagaille dans le programme de lactation que votre bébé doit être seul à établir. Si vous devez avoir recours à ces accessoires, surtout les recueille-lait, ménagez des pauses pour laisser vos seins sans contrainte.

■ Une montée sans retenue

Lorsque le bébé a pu téter librement depuis sa naissance, ce qu'on appelle communément la montée de lait est simplement la transition entre le colostrum et le lait mature ; elle se fera tout naturellement et sans à-coups.

Vers le deuxième ou troisième jour les seins présentent une variation de volume. C'est l'augmentation massive de la circulation sanguine qui est à l'origine de ce phénomène. Le lait mature apparaît et sa proportion augmente de jour en jour par rapport au colostrum dont le volume décroît.

Lorsqu'on ignorait l'importance du colostrum, on ne commençait souvent réellement l'allaitement qu'à ce moment. Un bonne montée de lait était un signe favorable. En fait, cela se terminait le plus souvent en engorgement.

Aujourd'hui encore, si le bébé n'a pas pu téter régulièrement et à la demande dès la naissance, vers le troisième jour, les seins peuvent augmenter trop brusquement de volume et devenir douloureux et durs. L'aréole est si tendue que le bébé ne peut même pas la saisir pour téter. Il y a du lait mais il ne coule pas. Attention, il ne s'agit pas d'un trop-plein de lait, mais d'un *œdème périglandulaire*, c'est-à-dire une quantité importante de sérum sanguin qui se répand dans le tissu interstitiel tout autour des parois extérieures des *acini*. Il n'y a donc aucun lait à sortir et rien à presser car ce liquide est de l'autre côté du système.

En revanche, il sera très utile de remettre au travail l'ensemble du système galactophore par une stimulation appropriée. En lui permettant de continuer à transformer les éléments qui lui parviennent, vous éviterez ainsi de mettre brutalement au chômage technique un sein qui serait alors littéralement écrasé par une quantité importante de matière première en attente.

La meilleure des stimulations consiste tout simplement à faire téter le bébé qui va déclencher le flux d'éjection et remettre le système en marche.

Pour détendre le sein et permettre au lait d'être pulsé, on s'aidera de la chaleur ou du froid et, le cas échéant, du massage doux de désengorgement.

En attendant, quelqu'un doit promener bébé et le distraire pour le faire patienter. Surtout pas de biberon parasite à ce moment-là ! Ce serait réduire à néant tous vos efforts et l'engorgement ne pourrait plus être soulagé par la tétée.

Le chaud et le froid

Un apport de chaleur sur le sein aura l'avantage de faire accélérer la circulation sanguine ; quant au froid, il a l'avantage de soulager la douleur.

La chaleur peut être dispensée de différentes manières :

- **une douche chaude**, pratique, parce que les massages peuvent être facilement effectués sous la douche ;
- **un sèche-cheveux :** utile si on n'a pas accès à une douche ; on peut diriger la source de chaleur sur la partie que l'on masse protégée par une serviette sèche ;
- **une grande serviette chaude** ou **une bouillotte**, ou mieux encore, car elle est plus souple, une vessie en

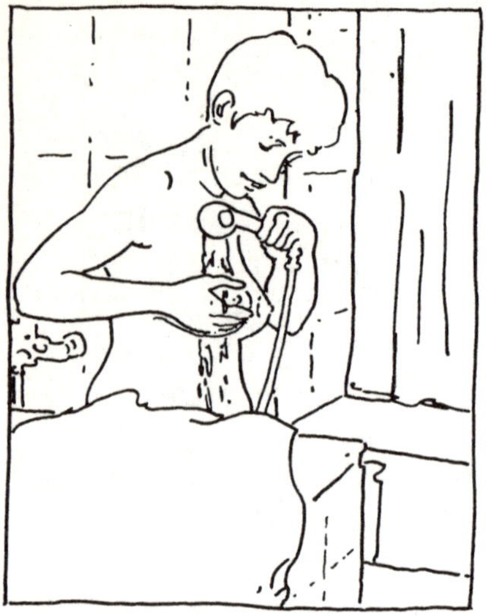

16. Une douche chaude détend la poitrine engorgée.

caoutchouc remplie d'eau chaude qu'on pose sur la poitrine en attendant que les seins soient un peu moins tendus pour les masser ;

• **un bol d'eau chaude** ; lorsqu'on a peu de confort à sa disposition, c'est une solution de fortune tout à fait efficace que de tremper le sein dans un grand bol d'eau chaude avant de le masser ;

L'effet de froid peut s'obtenir avec :
• un gant de toilette rempli de glaçons ;
• une vessie de glace enveloppée dans un linge.
• un cataplasme d'argile.

Massage à fleur de peau

Si pour vous le mot « massage » signifie pétrir ou appuyer, changeons de nom et parlons plutôt de caresse aréolaire ou d'effleurement, si vous préférez. Vous pouvez effectuer ces attouchements vous-même ou demander à quelqu'un de suivre ces quelques instructions.

Pensez à ne pas avoir les mains froides. Un peu d'huile d'amandes douces tiédie peut faciliter le contact.

Généralement, il suffit d'effectuer ce massage à une seule main mais, pour plus d'efficacité, on peut utiliser les deux mains.

Il faut toujours garder à l'esprit que dans la structure du sein, tout part de la base (la partie large, qui n'est pas circulaire mais qui s'étend largement sous le bras) vers la pointe (le bout du mamelon).

Imaginez que vous êtes en face des deux seins et que vous posez sur chacun d'eux un cadran de montre. Les angles les plus problématiques sont en général les angles supérieurs externes et inférieurs internes, c'est-à-dire respectivement 10 h-12 h et 4 h-6 h pour le sein droit, et 12 h-2 h et 6 h-8 h pour le sein gauche (voir chapitre Physiologie, dessin n° 4).

Effleurez toujours en sens unique en allant de la base en direction de l'aréole. Veillez bien à commencer réellement à la base de l'« heure » de laquelle vous partez, c'est-à-dire bien en dessous ou en arrière, suivant le cas.

Commencez par effleurer la zone qui fait le moins mal. Habituez la peau à être touchée et rapprochez-vous en douceur de l'aréole par des petits effleurements en spirale. De zone en zone, explorez ainsi toute la surface du sein. Cela vous aura pris environ dix à quinze minutes.

Source à nouveau

Changez ensuite de technique. Les mains en spatule (doigts serrés tendus vers l'arrière), effleurez cette fois-ci l'aréole de la manière suivante : passez doucement votre main en spatule tout droit du bord extérieur de l'aréole vers le mamelon. Procédez ainsi heure après heure le long du « cadran » de l'aréole (cinq à dix minutes également). Puis intensifiez légèrement le mouvement à nouveau pendant cinq à dix minutes jusqu'à ce qu'une goutte de lait apparaisse. Lorsque le lait commence à couler, intensifier le mouvement. Là ce n'est plus un effleurement, mais une tétée manuelle. La main en « c », pouce en haut, doigts en bas, de l'extérieur de l'aréole vers le mamelon, appuyer chacun des doigts l'un après l'autre comme s'ils jouaient sur des touches de piano, créant ainsi une sorte d'ondulation proche de celle que fait le bébé avec sa langue lorsqu'il tète.

Continuer cette manipulation jusqu'à ce que l'aréole soit bien souple. Quand le système est bien amorcé, c'est le moment de faire appel aux compétences de votre bébé qui lui seul pourra vous soulager.

Fini les embouteillages

Si vous avez l'impression que, après cette tétée, le bébé est rassasié sans que vous soyez vous-même soulagée, n'hésitez pas à faire travailler le sein un peu plus longtemps tout de suite après la tétée pour transformer en lait les dernières masses de sang qui viennent encore d'affluer. Extraire la suite du lait immédiatement après la tétée. A ce moment, l'utilisation d'un tire-lait (ou tout autre « téteur » : mari, enfant plus grand) est justifiée.

L'utilisation du tire-lait (voir chapitre 4) doit être limitée dans le temps, deux ou trois interventions devraient suffire. Veillez aussi à ne pas utiliser le tire-lait de manière anarchique entre deux tétées, il stimulerait la lactation à contretemps.

Gardez votre bébé auprès de vous et ne lui donnez que le sein. Surtout pas de biberons de complément, même pas du lait que vous venez de tirer. Cela vous ramènerait au point de départ avec une surproduction de lait que vous n'arriveriez pas à écouler, c'est le cas de le dire.

Une fois que le sein est de nouveau souple, le bébé reste le meilleur régulateur de la production de lait.

La mère à boire

Inutile de vous noyer sous des flots d'eau en espérant augmenter la quantité de lait que vous produirez. Inutile également d'arrêter de boire pour espérer réduire votre production et régler ainsi un éventuel engorgement. De même, la concentration du lait est réglée par un programme biologique et ne dépend pas de la quantité d'eau que vous absorbez. Le lait, pour se fabriquer, va puiser tout ce qui lui est nécessaire dans le sang et l'adapter aux besoins spécifiques de votre enfant. Un élément essentiel est l'eau : comme le reste elle sera puisée dans votre organisme.

Vous aurez donc à couvrir vos besoins personnels plus ceux nécessaires à la fabrication du lait. Faites attention à votre soif. Prenez le temps de l'étancher suffisamment pour ne pas vous déshydrater. Si vous n'avez pas l'habitude de boire beaucoup d'eau, augmentez votre consommation.

Si vous n'êtes pas sûre de vous, la meilleure façon de vérifier si vous buvez assez, c'est d'observer vos urines : si elles sont claires et abondantes, l'apport est bon, si elles sont sombres, concentrées et peu abondantes, augmentez d'un litre à un litre et demi par jour votre consommation d'eau.

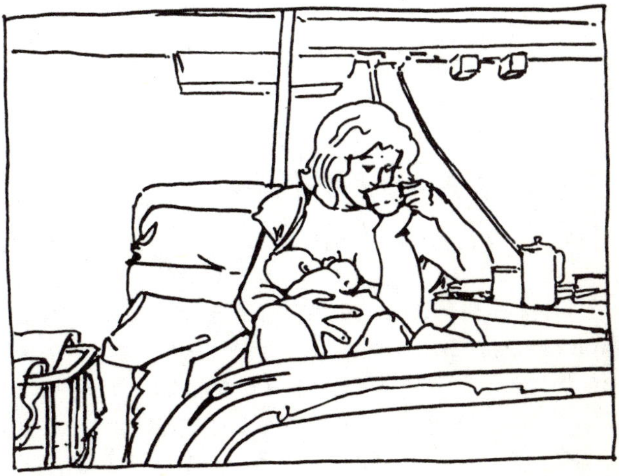

17. Buvez à votre soif : ni trop peu, ni trop.

Réapprenez à boire de l'eau, de l'eau toute simple, si elle est de qualité satisfaisante, sinon une eau en bouteille (non diurétique, faiblement minéralisée). Les eaux gazeuses, les tisanes, la soupe, les jus de fruits ne devraient pas constituer l'apport principal. Évitez de consommer de grandes quantités de sodas, sirops, nectars et autres boissons sucrées.

Pour le lait, inutile d'en boire de grandes quantités : le lait ne donne pas de lait !

Des trucs sympas pour avoir toujours sa source à portée de main.

• Préparez tous les matins dans des bouteilles ou des thermos la quantité de liquide au choix (eau ou tisane) que vous voulez boire.

• Les distraites peuvent placer des « points d'eau » dans tous les endroits de la maison où elles ont l'habitude de passer.

• Les voyageuses emporteront partout avec elles leur ration d'eau.

• On peut suivant le besoin :

– boire directement à la bouteille, ce qui assure une prise importante d'un seul coup ;

– se servir un grand verre d'eau qu'on boit tranquillement en s'offrant un moment de détente.

• Les imprévoyantes ont toujours le recours de boire vite une grande rasade d'eau avant ou même pendant la tétée.

■ Les sources galactogènes

D'abord, tout simplement, une tétée efficace dans une bonne position. C'est le meilleur galactogène qui existe.

Rappelez-vous aussi que le sein ne se remplit pas, il se met en marche pour produire et « en veilleuse » entre les tétées. Ne contrariez pas ce mécanisme subtil en vous agitant inutilement, ne vous surmenez pas en voulant faire trente-six mille choses. Ce n'est pas le moment.

Détendez-vous plusieurs fois au cours de la journée, même si ce n'est qu'un instant.

Votre vie a changé. Vous avez maintenant la charge d'un bébé. Il a plus besoin de votre calme, pour sa propre sécurité, que d'une « tornade blanche » qui tient son ménage impeccable.

Certaines plantes sont réputées augmenter la sécrétion lactée et on les trouve dans des préparations pharmaceutiques, mais vous pouvez aussi vous les préparer en tisanes. Citons : l'aneth, l'anis vert, l'angélique, le carvi, le fenouil, le houblon.

Des légumes comme les lentilles sont également censés favoriser la production de lait. Il existe également des spécialités homéopathiques pour favoriser la lactation.

■ Passer à la vitesse supérieure

L'allaitement est à géométrie variable. Le bébé fait des poussées de croissance et, pour lui, la manière la plus simple de le signaler à votre organisme, c'est de... pousser des cris (de faim).

Ce qui surprend, c'est que cette demande accrue vient parfois brusquement. D'un seul coup, sans prévenir, bébé se met à demander la tétée deux fois plus souvent qu'à l'ordinaire.

En fait il s'agit de *paliers de croissance* qui interviennent plusieurs fois au cours de l'allaitement, à des intervalles et à une intensité variables suivant les enfants. Schématiquement, donnons les périodes autour de huit-dix jours, trois semaines, six semaines, trois-quatre mois, six mois, etc.

C'est à ces moments, très souvent, que les mamans font un sevrage par erreur. Elles pensent que, si leur production ne suit pas exactement la demande, leur allaitement n'est pas valable. Elles font couler à pic leur allaitement en donnant de plus en plus de biberons de complément. Elles freinent des quatre fers, alors que c'était justement le moment de donner intensivement la tétée (relactation) pour augmenter la lactation et favoriser la suite du développement des *acini*.

En fait, on atteint chaque palier de croissance par une espèce de côte qu'il faut monter. C'est un peu comme si on était en 3e et qu'on repassait en 1re, comme au tout début de l'allaitement. Il faut à nouveau donner des tétées fréquemment dans la journée, à la demande, complètes aux deux seins si nécessaire, jusqu'à ce qu'on retrouve une nouvelle vitesse de croisière, en 4e, cette fois-ci.

Voici, d'une manière générale, parce qu'elle s'utilise aussi dans d'autres cas, cette méthode simple et efficace pour passer correctement les « vitesses » de l'allaitement.

■ Anti-sevrage : la relactation

Pour relancer un allaitement qui ne semble plus répondre à la demande du bébé, soit parce que la maman a dû l'interrompre momentanément (micro-sevrage, demi-lait), soit parce que le bébé augmente ses besoins (paliers de croissance), on pratique la *relactation*. C'est tout simplement un allaitement à la demande intensif avec des tétées rapprochées.

Répondez à la demande du bébé aussi souvent qu'il le faudra. Donnez les deux seins complètement. Au bout de quelques heures, la situation commence déjà à se régulariser. Un ou deux jours plus tard, bébé est de nouveau dans sa phase de croisière.

Cette technique demande parfois un minimum de persévérance, mais elle donne de bons résultats.

Manger pour deux ou manger comme quatre ?

Faites confiance à votre corps : il exulte de pouvoir donner le meilleur de lui-même à votre bébé. Laissez-le s'épanouir dans toute sa maternité. Il vous le rendra en étant bien. Mangez régulièrement, ne sautez pas de repas, et prenez en plus des petites collations en rapport avec votre activité physique.

Très souvent, les bébés allaités à la demande ont faim au moment des repas de la maman. Ne soyez pas contrariée, ne retardez pas non plus votre repas, donnez tout simplement la tétée à table et mangez en même temps. Bébé s'habitue aux bruits et aux odeurs de la table familiale, il est ravi d'être là, avec tout le monde.

Pour la plupart des femmes, la période d'allaitement permet de retrouver sa ligne d'une manière naturelle : en effet, lorsque l'allaitement dure au moins quatre mois, grâce à des enzymes spéciaux, la lactation utilise les réserves de graisse stockées dans les cuisses et les fesses pendant la grossesse. Tout en mangeant à sa faim (sans faire d'excès bien sûr), la maman retrouve sa ligne d'une manière lente, harmonieuse et progressive.

■ Un régime équilibré

Il y a mille façons d'avoir une alimentation équilibrée. Ici, nous avons classé les aliments en quatre groupes qui peuvent constituer chacun la base d'un plat.

Pour réaliser des menus variés et complets, puisez en toute liberté dans tous les groupes d'aliments. Si, pour des raisons personnelles, vous ne faites pas appel à l'un de ces quatre groupes, harmonisez votre alimentation de façon judicieuse.

Groupe I : les légumes et fruits crus ou cuits.

Groupe II : les féculents, pommes de terre, céréales, pâtes, légumes secs, pain.

Groupe III : les viandes, poissons, œufs, abats, etc.

Groupe IV : le lait et les produits laitiers* (sauf le beurre et la crème).

**Attention ! Ce n'est pas en consommant beaucoup de produits laitiers que vous aurez plus de lait. Si vous* *consommez immodérément des produits lactés, cela risque en plus de provoquer une réaction d'intolérance chez votre bébé.*

Auxiliaires

Ces produits entrent dans la composition (préparation, accommodation) des plats mais n'en constituent pas la base. Parmi les graisses, les huiles végétales garantissent un apport en acides gras essentiels. Avec la margarine, le beurre et la crème, ils servent à la préparation des mets.

Les produits d'accommodation (sucre, sel, épices, condiments...) participent, selon leur choix et leur proportion, au cachet culturel de notre alimentation.

Si la maman est adolescente

Elle aura à couvrir ses besoins propres de croissance et rajouter ceux nécessaires à l'élaboration du lait. Il est donc important d'avoir un bon apport en protéines et en calcium à chaque repas grâce aux aliments du groupe III (viande ou poisson ou œufs deux fois par jour) et du groupe IV (produits laitiers)

■ Au goût du jour

Votre liquide amniotique lui avait déjà donné quelques renseignements sur vos goûts en matière culinaire. Continuez à faire participer bébé à sa façon à la table familiale. Ce que vous absorbez ne passe pas tel quel dans votre lait mais y ajoute une note, un accent qui éveille la curiosité du bébé.

Certains aliments peuvent donner un goût inhabituel au lait. On montre souvent du doigt les choux, asperges, poireaux, ainsi que certaines épices. Si vous en consommez sans excès, le bébé sera très intéressé par cette nouveauté. Inutile de les bannir de votre alimentation.

Certaines affections du sein (lymphangite, galactophorite) peuvent donner un goût légèrement salé au lait.

■ Pas d'abus

D'une manière générale, il ne faut pas augmenter brutalement la consommation d'un aliment précis. Un excès de jus d'orange, une brusque fringale de chocolat, ou une orgie de fraises peuvent bouleverser l'intestin de votre bébé (et le vôtre aussi par la même occasion).

Attention à ces envies auxquelles on cède, parfois pour compenser une fatigue ou un stress.

Des molécules sous surveillance

■ En vente libre

Attention ! Certaines substances ont des effets néfastes, voire toxiques.

Alcool : il passe dans le lait, rend votre bébé somnolent et baisse l'efficacité de sa succion. S'il vous arrive d'en consommer, que ce soit occasionnel, en petites quantités et loin des tétées. Attention, la bière qui a la réputation de faire de bonnes nourrices contient malheureusement de l'alcool !

Café, thé : ce sont des excitants (caféine, théine) auxquels l'enfant est sensible. Si vous ne pouvez pas vous en passer, prenez-les de préférence après la tétée, réduisez votre consommation, diminuez la concentration.

Excitants : boissons au cola, attention, elles contiennent de la caféine. Le chocolat noir en grande quantité a un effet excitant (théobromine) sur l'enfant.

Cigarette : si vous avez l'habitude de fumer, profitez de la période de grossesse et d'allaitement pour vous arrêter définitivement. Sinon :

- réduisez considérablement votre consommation ; le tabac diminue la production de lait ;
- ne fumez pas en présence de votre bébé ;
- ne fumez pas dans la pièce où bébé dort ;
- ne fumez ni juste avant ni pendant les tétées ;

- pensez à vous laver les mains ;
- aérez vos habits ainsi que l'endroit où vous fumez.

Boissons diurétiques, produits amaigrissants : à supprimer. En effet, ils provoquent une perte en eau chez vous, mais aussi chez votre bébé.

Produits chimiques : évitez d'être en contact de façon intense ou répétée avec des produits chimiques divers, essence, vernis, peintures, et même parfums. Même s'ils ne sont pas tous toxiques, ils peuvent gêner considérablement l'odorat très fin du bébé.

Hors commerce

Polluants : beaucoup de gens ne se souviennent de l'allaitement que pour agiter l'épouvantail de la pollution. Rappelons que la pollution n'émane pas de la mère mais de l'environnement auquel le bébé est de toute façon soumis, qu'il soit allaité ou non. Descendre d'un cran dans la chaîne alimentaire ne règle pas le problème, il en rajoute un plus compliqué. En effet, nourrir un bébé avec des substituts, c'est le livrer sans défense à cet environnement, ce qui est encore pire. Dans un environnement perturbé, l'allaitement joue un rôle protecteur indispensable contre de multiples agressions extérieures.

Drogues : drogues et allaitement font mauvais ménage. Là, c'est à vous de vous sevrer.

■ A l'officine

L'accroissement constant du nombre des produits pharmaceutiques ne nous permet pas de donner de façon fixe toutes les spécialités compatibles ou non avec l'allaitement. Beaucoup de médecins règlent ce problème en conseillant tout simplement de sevrer l'enfant. C'est très dommage car la maman associe dans son esprit ses ennuis de santé et le sevrage. Elle est doublement malheureuse et son bébé est frustré.

Connaissez simplement quelques règles de base.

Eviter l'automédication

Ne prenez pas à tort et à travers des médicaments que vous croyez bien connaître, ils peuvent être dangereux.

Même des produits anodins comme la vitamine C peuvent avoir des répercussions sur l'enfant (excitant).

Ne prenez pas n'importe comment des tisanes ou des remèdes dits traditionnels, même ceux censés être galactogènes. Respectez les modes d'emploi et n'en abusez pas.

Les somnifères, produits amaigrissants, remontants doivent être pris exclusivement sous contrôle médical. C'est une règle d'or, il faut vous y tenir strictement.

Ne pas oublier de signaler à votre médecin que vous allaitez (ou que vous désirez allaiter si la naissance doit se faire par césarienne). N'oubliez pas de signaler votre allaitement même chez le dentiste, l'ophtalmologue, le radiologue.

En cas de prescription, demander d'abord s'il existe un médicament compatible avec l'allaitement. C'est à votre médecin de se renseigner. Si c'est possible, alors en toute logique, il devrait vous prescrire :

– un médicament dont l'innocuité est prouvée depuis longtemps et/ou qui existe aussi sous forme pédiatrique ;

– des doses efficaces mais non excessives. La médication d'une maman qui allaite un prématuré demande plus de précautions que celle d'une maman qui allaite un grand bébé de 6 mois ;

– des administrations fractionnées plutôt que des doses uniques et massives.

Pour limiter au maximum le passage du médicament dans le lait, le meilleur moment pour la prise se situe immédiatement après une tétée.

Si le médicament que vous devez absolument prendre est incompatible avec l'allaitement, ce qui est extrêmement rare :

– signalez que vous ne désirez pas sevrer définitivement ;

– demandez à partir de quand vous pourrez redonner la tétée à votre bébé ;

– prenez toutes les dispositions nécessaires pour pratiquer le micro-sevrage tout le temps qu'il faudra ;

– n'arrêtez pas les médicaments en cours de traitement ;

– ne donnez pas votre lait au bébé pendant toute la durée que le médecin vous indiquera.

Lune de miel

■ Contraception : le choix qui vous va

On sait que l'allaitement est un puissant contraceptif au niveau d'une société tout entière. Cependant, au niveau individuel, l'efficacité contraceptive de l'allaitement (par blocage de l'ovulation et donc absence de règles) repose en premier lieu sur l'intensité de l'allaitement (tétées fréquentes, jour et nuit sans biberons de substitut, sans sucette, et introduction très graduelle des solides après le sixième mois).

Des études récentes ont prouvé que si une femme allaite de façon complète nuit et jour, qu'elle n'a pas de saignement après le 56e jour et que moins de six mois se sont écoulés depuis l'accouchement, elle est protégée à plus de 98 % contre une grossesse involontaire. Cette recherche a permis l'élaboration de la Mama (méthode de l'allaitement maternel et de l'aménorrhée). Lorsqu'elle commence à donner d'autres aliments à son enfant, ou lorsque l'enfant atteint 6 mois, elle doit se considérer comme non protégée contre une éventuelle grossesse et opter pour une méthode de planification familiale de relais.

Si vous ne désirez pas concevoir dans l'immédiat, plusieurs solutions sont à votre disposition pour vous prémunir contre une grossesse fortuite.

Vous pouvez opter, selon vos préférences, pour différentes méthodes.

– **Les méthodes naturelles :** abstinence (radical !), coït interrompu.

– **Les méthodes d'auto-observation :** fondées sur la détection de la phase féconde du cycle par l'observation du col, de la glaire, de la courbe de température (méthode Billings, courbe des températures ou méthodes associées). Ces méthodes peuvent être efficaces mais demandent un apprentissage rigoureux, surtout pour la période d'allaitement.

– **Une contraception mécanique :** préservatifs, diaphragme. La moins lourde en attendant une contraception à long terme.

– **Une contraception locale :** gel, ovules, tampons contraceptifs. Ces produits, délaissés à tort, se sont beaucoup améliorés ces dernières années et sont aussi devenus plus fiables. Respectez bien le mode d'emploi, éventuellement essayez plusieurs marques pour trouver celle qui vous convient le mieux.

– **Une contraception orale :** pilule. Pratique à utiliser, mais avec une petite interférence hormonale sur l'allaitement (petite baisse de lait possible). Il faut donc choisir un produit contraceptif léger et dont les effets sont connus de longue date. La micro-pilule à la progestérone pure est sans incidence sur l'allaitement. Elle peut être prescrite dès deux à trois semaines après la naissance.

– **Un dispostif intra-utérin :** stérilet. On peut le poser dès que l'utérus a retrouvé une taille sensiblement normale, ce qui est souvent le cas dès la fin du deuxième mois qui suit l'accouchement. A votre médecin de juger avec vous du moment le plus opportun. Prévoyez une autre forme de contraception avant.

■ Femme à 150 %

Nous avons vu tout à l'heure que « Titt » et « Mumm », la fonction nourricière et la fonction érotique, se conjuguaient volontiers.

Allaiter n'interdit nullement une vie de couple. Certaines femmes ont même le plaisir de voir jaillir au bon moment un geyser de lait.

Un père disait qu'après la naissance et au fil de l'allaitement la jeune mère ne redevenait femme à 100 % (il entendait par là femme amoureuse et désirable) que très progressivement.

Parfois la reprise des relations sexuelles est compliquée après une naissance. On a du mal à se retrouver comme avant. Ne forcez pas les choses.

N'oubliez pas que pendant ces longs mois vous avez subi maints examens gynécologiques qui ne sont pas toujours agréables. Beaucoup de mamans ne peuvent pas non plus choisir leur position d'accouchement. Tout cela laisse des traces. Si quelque chose vous gêne ou vous a gêné, parlez-en librement à une personne de confiance, c'est le moment.

Certaines mamans peuvent éprouver une légère sécheresse vaginale à cause du bouleversement hormonal et du faible taux d'œstrogènes. (On appelle cette hormone l'*hormone de la femme amoureuse* et la progestérone l'*hormone de la mère*).

N'hésitez pas dans ce cas à recourir à un lubrifiant. Ou, d'une pierre deux coups, à des contraceptifs locaux lubrifiants pour pallier ce petit incident mécanique que le conjoint interprèterait à tort comme un rejet ou un manque de désir.

Et si vous n'avez pas de désir, ne perdez pas le contact avec votre conjoint pour autant. Parlez-en tranquillement entre vous. Il y a un temps pour chaque chose.

A chacun sa place

■ Un papa très attendu

Malgré l'image très fusionnelle qu'il donne, l'allaitement est pour le bébé le mode de communication idéal avec l'extérieur. En réagissant différemment devant les diverses personnes qu'elle rencontre, la maman renseigne le bébé sur le monde qui l'entoure. C'est particulièrement vrai en présence du père. Beaucoup de femmes ont constaté que, lorsqu'elles étaient enceintes, le bébé faisait la fête dans leur ventre chaque fois que leur mari rentrait à la maison.

C'est le même type de relations dans l'allaitement. Le père, par ses présences et ses absences, rythme autrement la journée. Il donne en quelque sorte un temps extérieur, fondé sur autre chose que le rythme des tétées. Cela, bébé ne tarde pas à s'en apercevoir et l'on voit très souvent des nourrissons refuser de s'endormir avant que le papa soit rentré. Même sans rien faire directement, le papa est donc quelqu'un de très attendu et, contrairement à ce qu'il pensait, il n'est nullement exclu de cette relation.

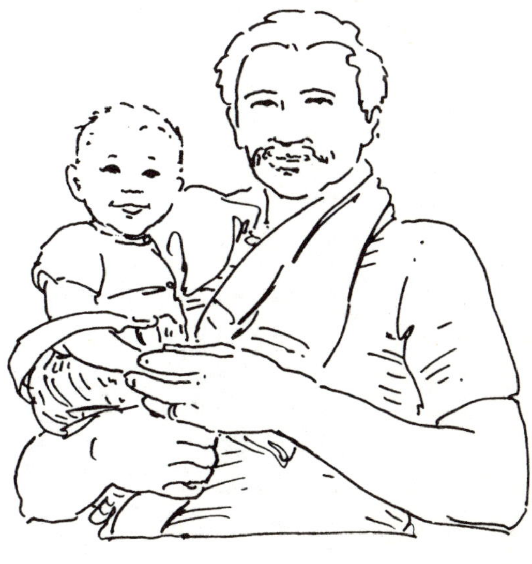

18. Dans les bras du père : une autre sensation, un autre rythme.

A l'heure actuelle, beaucoup de publicités et de journaux montrent des photographies de pères en train de « materner », et cette image pousse beaucoup de couples à choisir le biberon comme mode d'alimentation du bébé, pour pouvoir partager les tâches de façon égalitaire.

L'allaitement, au contraire, cultive la différence : une femme est une femme, elle a des seins qui donnent du lait, et pas l'homme.

Comment vivent les parents de bébés allaités ? Exactement comme les autres, les pères sont tout aussi présents auprès de l'enfant, ils les changent, les portent, les bercent, mais ils ne les nourrissent pas. La confiance qu'ils accordent à leur femme est profonde, elle est physique, et ils veillent aussi à son bien-être à elle pour qu'elle soit à l'aise pour allaiter.

■ Professionnels de bon conseil

Au cours de son allaitement, la mère aura affaire à un nombre impressionnant de professionnels de santé différents qui tous, de près ou de loin, ont une responsabilité

19. Lorsque les conseils d'allaitement des professionnels sont harmonisés, la mère s'y retrouve.

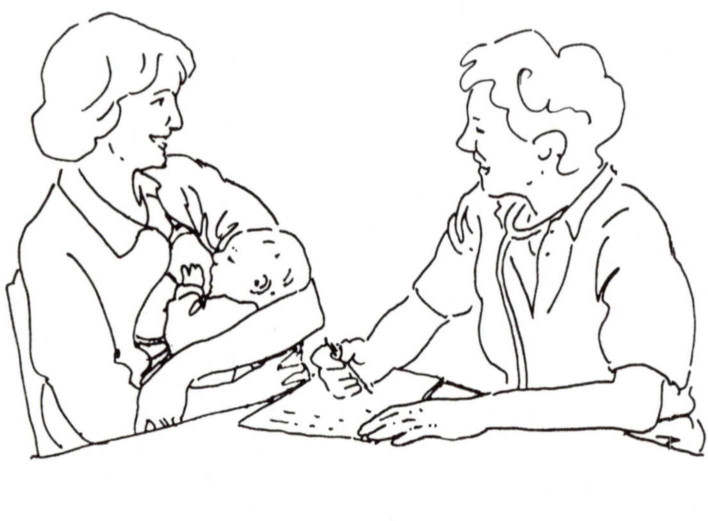

© APA/Strasbourg

dans l'allaitement. Nous en avons recensé une bonne quinzaine, mais peut-être y en a-t-il plus : agent de service (c'est souvent la personne qui parle le plus avec la maman quand elle est à l'hôpital), aide-soignante, auxiliaire de puériculture, chef de service, conseil général (c'est lui qui édite les carnets de maternité), CPAM (carnets de santé), diététicienne, directeur d'hôpital (il a une grande responsabilité dans la gestion des stocks de lait artificiel), généraliste, gynécologue, infirmière, kinésithérapeute, pédiatre, pharmacien, PMI, puéricultrice, sages-femmes (à tous les niveaux : consultation prénatale,cours de préparation, salle d'accouchement, suite de couches, cadre, PMI, etc.).

La maman se fie aux conseils des uns et des autres. Il est clair que si leur politique d'allaitement, leurs conseils, leur guidance sont tous harmonisés en fonction des principes simples des dix recommandations de l'Unicef, la maman n'aura aucune peine à s'y retrouver et elle trouvera toute seule son chemin.

Si, en revanche, elle assiste à une vraie cacophonie où chacun y va de son petit conseil sans savoir s'il est cohérent avec celui de son collègue, la maman ne saura plus « à quel sein se vouer ». Ele risque même de perdre tout à fait confiance en elle et d'abandonner l'allaitement faute d'une aide efficace. Les associations de soutien à l'allaitement connaissent bien ce problème et ont parfois du mal à redresser une situation confuse où la mère a été ballottée d'un avis à l'autre.

En tant que maman, si vous avez un doute ou si vous n'êtes pas d'accord avec un conseil qu'on vous donne, n'hésitez pas à poser des questions à votre interlocuteur. Ne vous laissez pas impressionner parce que vous êtes en face d'un professionnel de santé, car l'allaitement, c'est vous qui le menez. Vous avez le droit d'être conseillée correctement. Lisez le chapitre 5 pour vous faire une idée plus claire des responsabilités des uns et des autres.

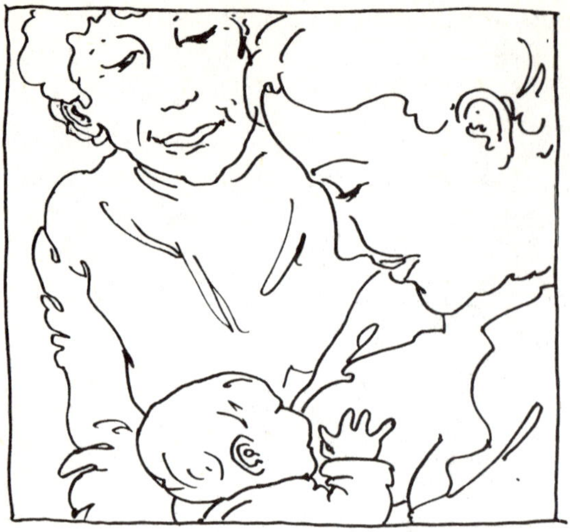

© APA/Strasbourg

20. Une attitude bienveillante de la grand-mère est favorable à l'allaitement.

■ Mamans des mamans, maternez à la demande

Chères grand-mamans, vous êtes souvent « dans le collimateur » quand on parle d'allaitement. D'accord, c'est difficile de devenir grand-mère. On passe au stade au-dessus.

Raison de plus pour faire preuve de sagesse. Réfléchissons un peu ensemble : ce bébé qui vient de naître éveille en vous des sentiments maternels. Et puis votre fille (ou votre belle-fille) est si maladroite ! Vous brûlez d'envie de mettre la main à la pâte. Stop !

Maintenant, la maman, c'est elle. Laissez-la donner le meilleur d'elle-même, son lait. Et donnez, vous aussi le meilleur de vous-même : votre regard bienveillant, votre discrétion attentionnée.

Ayez de la tendresse pour les hésitations et les maladresses de votre fille. Quand elle était petite, vous l'encouragiez à marcher, même si elle tombait souvent.

Maintenant qu'elle fait ses premiers pas dans le maternage, encouragez-la du regard et de la voix, vous lui donnerez la force de persévérer.

Quant à bébé, vous aurez bien le temps plus tard de le garder, de le changer, de le nourrir.

■ Chères visites...

Vous venez nous voir, bébé et moi, à la maternité ou à la maison. Comme c'est gentil !

Mais... comment dirais-je, cela m'est un peu... un peu difficile de vous faire la conversation en dégrafant mon soutien-gorge de l'air le plus naturel du monde.

Je vous promets que si vous m'invitez à manger dans quelque temps, nous serons un peu plus à l'aise. Tiens, ça c'est une idée à retenir, nous inviter à manger. Moi et mon bébé, nous aimons bien faire un petit tour et puis, c'est toujours agréable de se faire servir un bon repas quand on est justement un peu fatigué de ces premières semaines au rythme soutenu. Quant au papa, ça lui fera toujours ça de moins à faire.

En attendant, soyez gentils, ne m'en veuillez pas si je demande à m'isoler pendant la tétée. J'ai besoin d'apprendre.

Finalement, c'est dommage, si vous vous y connaissiez tous un peu plus, je me sentirais peut-être un peu moins déplacée.

C'est gentil de m'offrir des bouquets, mais faites-moi donc cette fleur : souhaitez-moi bon allaitement, ça me fera tellement chaud au cœur !

■ Petits et grands

L'allaitement c'est la vie. Si vous avez déjà d'autres enfants, la tétée est un moment de partage privilégié pour eux. Votre nouveau-né connaîtra vite ses frères et sœurs car les grands aiment se regrouper autour de la mère quand elle allaite le petit dernier. Ils regardent le bébé en train de téter, souvent ils lui parlent ou vous posent des questions. Au début il arrive même que certains demandent à téter à nouveau un peu, ou alors ils imitent la maman avec leur ours ou leur poupée.

Mais l'activité favorite de ce petit groupe est généralement la lecture. Tout le monde est bien confortablement installé, et maman lit une histoire.

C'est une expression toute faite que de dire de quelque chose que l'on sait depuis toujours « je l'ai bu avec le lait de ma mère ». Ici, c'est la réalité. Bébé « boit » aussi vos paroles pendant la tétée.

Personne ne vous demande d'être une mère parfaite. Vous aurez aussi parfois vos joies et vos peines, et votre bébé le comprendra très bien. Mais grâce à l'allaitement, grâce au contact sensible et profond qui se maintient jour après jour, bébé fera la part des choses et distinguera petit à petit ses sentiments des vôtres, l'influence de chaque personne extérieure sur lui et sur vous. C'est ainsi qu'il s'ouvre au monde.

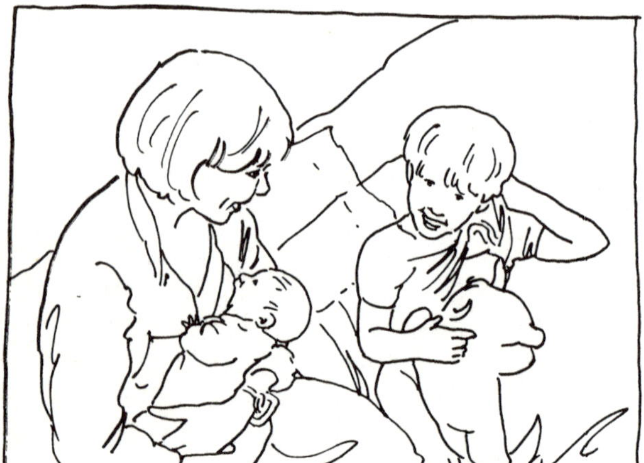

21. Une image vivante du maternage .

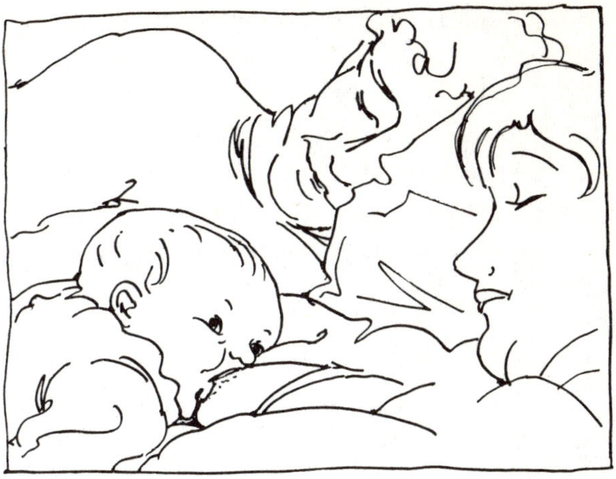

22. Des nuits reposantes pour tout le monde.

© APA/Strasbourg

Un temps pour chaque chose

■ Quand revient la nuit

L'allaitement de nuit à la maison doit être simplifié au maximum.

Pourquoi se lever, allumer les lumières, faire du bruit, prendre froid alors qu'il suffit de donner la tétée bien au chaud dans son lit ?

Dans les premières semaines, beaucoup de parents mettent tout simplement le berceau dans leur chambre à coucher, à portée de main pour pouvoir facilement prendre et recoucher le bébé.

Au lieu d'éloigner votre bébé de peur qu'il prenne de mauvaises habitudes, partagez plutôt en toute simplicité ces instants rares.

Parfois tout le monde se rendort en cours de tétée et l'on se réveille au petit matin avec bébé à côté de soi dans le lit ! Comme en fin de grossesse, pendant les premiers mois de l'allaitement, le cycle de sommeil de la mère et celui du bébé s'harmonisent.

Au bout de quelque temps, vous le ferez dormir la nuit dans sa propre chambre. A ce moment, le père pourra toujours aller le chercher et le ramener s'il tète encore la nuit.

En tout cas ne perdez pas de temps à changer bébé la nuit, recouchez-le après la tétée.

Gardez pendant plusieurs mois les tétées de nuit si vous souhaitez faire appel aux vertus d'espacement des naissances de l'allaitement complet (méthode Mama).

Ne soyez pas impatiente de voir votre bébé dormir la nuit sans interruption avant l'âge de 6 mois.

Si votre bébé a l'air intrigué parce qu'il fait sombre, n'allumez pas systématiquement la lumière. Profitez-en pour lui faire faire le tour du propriétaire. Promenez-le une fois dans la maison sombre en lui commentant les endroits que vous parcourez, montrez-lui le ciel étoilé.

Les bébés sont très curieux de ce qu'est la nuit. C'est un grand mystère qu'ils aiment découvrir avec vous, après quoi, la plupart du temps ils s'endormiront rassurés.

■ Luxe, calme et volupté

Bébé tète et ça lui fait plaisir. Il se rue comme un fou sur le sein, s'exerce à boire sur mesure, juste la quantité qu'il lui faut. Ensuite, il s'endort un peu, joue, écoute et regarde avec attention tout ce qui se passe du haut de son perchoir. Les tétées se suivent et ne se ressemblent pas, mais toutes, elles donnent le goût de vivre.

Parfois des mamans sont étonnées parce que la tétée les émeut corporellement. C'est un moment exceptionnel dans la vie d'une femme, son corps se donne, non pas passivement, mais activement. L'activité des cellules qui fabriquent le lait tend sa poitrine, le lait jaillit, pulsé par les fibres musculaires. Cela provoque une sensation singulière, incomparable, et on aurait tort de ne pas l'apprécier.

Autre source de plaisir : un allaitement accompli, c'est à dire suffisamment long pour entrer dans la phase d'automatisme mammaire, acte réflexe du sein provoqué par la simple succion du bébé et non plus par l'hypophyse. Il

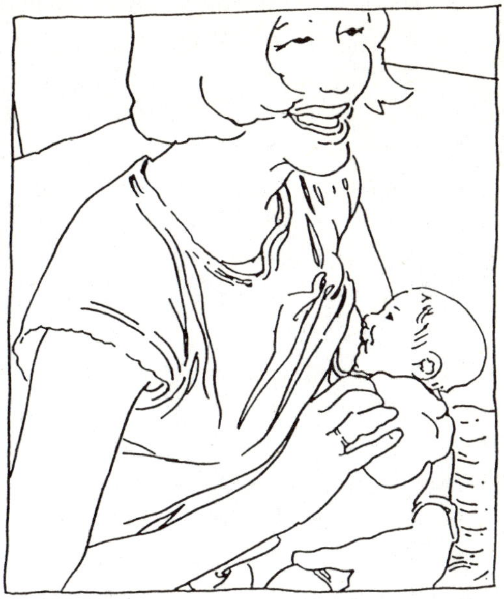

© APA/Strasbourg

23. L'état de grâce : allaiter et être allaité.

apparaît de façon variable d'une femme à l'autre. En gros, il faut attendre environ trois mois.

Les petits problèmes des premières semaines sont résolus, on vit à son rythme. Au lieu d'entretenir toute une quincaillerie, on a comme premier souci de bien manger, boire, se reposer, tout cela pour son propre bien-être autant que celui de bébé. Quel beau programme !

■ Dis, tu m'emmènes ?

L'allaitement offre une grande mobilité. On peut très bien allaiter debout, c'est parfois pratique après l'accouchement si on a du mal à s'asseoir à cause d'une suture. C'est également pratique car on peut faire face à différents problèmes sans panique. S'il faut se lever, aller chercher quelque chose ou s'occuper d'un autre enfant, la tétée n'a pas besoin d'être interrompue. Le bébé est facile à porter (il aide au portage en s'agrippant) et la maman a toujours une main libre. C'est une sécurité.

Nous avons vu que l'allaitement facilite les déplacements. Pourquoi ne pas en profiter ?

Tous les bébés aiment être portés. Quand vous vous déplacez, ne vous compliquez pas la vie : emmenez votre bébé avec vous, tout contre vous.

Investissez dans un porte-bébé.Ce type de portage souple est particulièrement bien adapté au mode de vie que crée l'allaitement.

Il vous permet de vaquer à vos occupations tout en maternant votre bébé.

Il existe plusieurs types de modèle : sac, poche, filet ou tout simplement une pièce de tissu nouée si vous savez vous en servir. Attention, certains modèles vendus dans le commerce ne sont pas très bien conçus ou sont mal employés. Beaucoup de mamans font dans le portage la même erreur que dans la position d'allaitement : elle portent leur bébé trop bas (au niveau du ventre) et trop loin d'elles (il tombe en arrière).

Vous devez ajuster fermement le porte-bébé de façon à toujours porter le bébé bien haut (pour ne pas vous fati-

24. Choisissez des porte-bébés qui soutiennent fermement les hanches et les épaules du bébé.

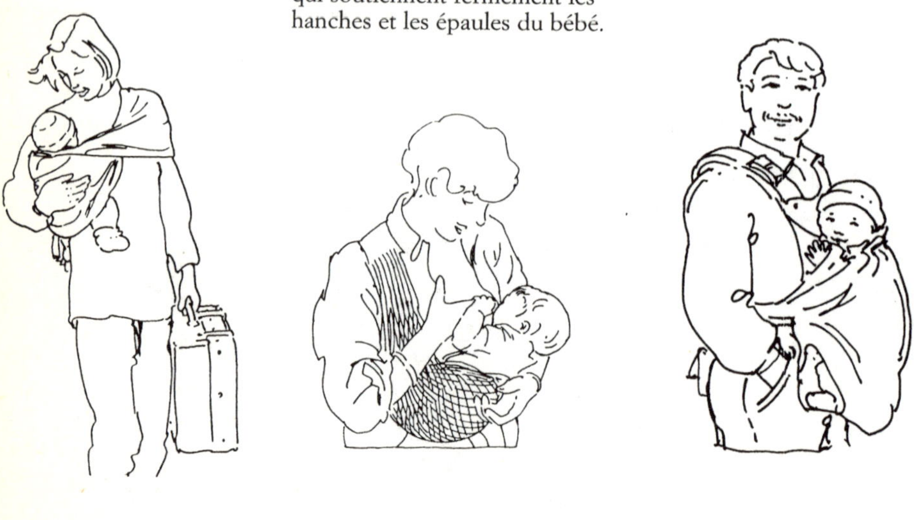

guer) et bien près du corps (pour ne pas le fatiguer). Un porte-bébé mal fixé fait mal aux seins et risque de comprimer les canaux galactophores. Réglez les bretelles pour être à l'aise tous les deux.

Vous pouvez avoir une vie sociale tout en nourrissant vous-même votre bébé. Ne vous inquiétez pas de la surprise des gens quand ils vous verront ainsi allaiter en public dans un parc, un centre commercial, une bibliothèque ou même au restaurant. Si vous aimez la discrétion, deux trucs :

– les T-shirts qu'on remonte sont plus discrets que les chemisiers qu'on ouvre ;

– les châles ou grands foulards rendent l'allaitement quasi invisible.

Votre bébé est en sécurité parce qu'il est avec vous. Il est heureux, parce qu'il peut découvrir son environnement. Allaitez-le quand il a faim, où que vous soyez.

Cas particuliers

Dans le chapitre « Guidance », nous avons décrit un début d'allaitement dans une situation courante. Mais vous aurez peut-être à faire face à une autre réalité. Césarienne, naissances multiples, bébé prématuré, problèmes de santé chez la maman, etc. A tous ces cas de figure correspondent des procédures d'allaitement.

Un début différent

■ La césarienne

La césarienne n'est pas une contre-indication à l'allaitement.

Il est intéressant de pouvoir faire téter le bébé dès ses premières heures de vie, ceci est possible si l'anesthésie de la mère est loco-régionale (par exemple la péridurale). En cas d'anesthésie générale, il faut laisser à la mère et à l'enfant le temps de se réveiller et d'éliminer les produits anesthésiques et la première mise au sein est un peu différée.

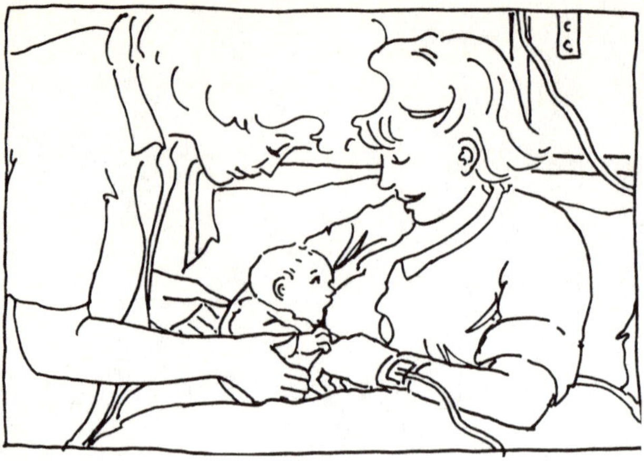

25. Les premières mises au sein après une césarienne nécessitent une assistance.

• Signalez à l'avance votre choix d'allaiter et demandez à votre médecin de vous prescrire des médicaments compatibles avec l'allaitement. Demandez à votre mari d'être garant de votre choix pendant les moments où vous ne pourrez pas suivre le déroulement des événements.

• Les produits anesthésiques sont en principe résorbés en quelques heures.

• Si, malgré ses recherches, le médecin ne peut éviter de vous prescrire une couverture antibiotique incompatible avec l'allaitement, essayez, malgré la fatigue, de pomper votre lait, que vous jetterez ensuite jusqu'à l'arrêt des antibiotiques. C'est un peu contraignant, mais cela vous permettra par la suite de prendre en cours un allaitement complet.

• Votre fatigue et vos mouvements limités nécessitent une aide à chaque tétée, de la part du personnel hospitalier, pendant les 48 premières heures.

• La meilleure position, jusqu'à une mobilisation correcte, reste la position allongée.

• Si le bébé gigote trop sur votre ventre, il risque de vous faire mal et vous aurez peur des tétées. Optez pour une position spéciale : lorsque vous êtes couchée, prenez votre bébé tête-bêche sur votre poitrine, les pieds en direction de votre visage ou de votre épaule : il pourra téter parfaitement tout en gigotant sans vous gêner. Vous pouvez également le placer en travers de votre poitrine ou de côté, les jambes à l'extérieur.

• Pendant un certain temps, famille et amis seront appréciés pour vous amener le bébé à chaque tétée et vous aider à vous installer confortablement.

• Une fois que vous serez plus à l'aise, votre allaitement rejoindra celui des autres femmes. En position assise, pensez toutefois à protéger le ventre par un petit coussin ou en plaçant le bébé toujours en position spéciale, avec les pieds passant sous vos bras.

■ Naissances multiples

Comment allaiter des jumeaux ou des triplés ?

Conformément au génie de l'allaitement qui ne fait pas de stock, mais fournit suivant la demande, lorsqu'on fait téter deux ou plusieurs bébés, on a du lait pour deux ou plusieurs bébés.

Ici, encore plus que pour le bébé unique, il est nécessaire d'avoir une très bonne assistance pour parvenir rapidement à une technique d'allaitement bien au point. N'hésitez pas à faire appel à l'expérience des groupes de soutien à l'allaitement.

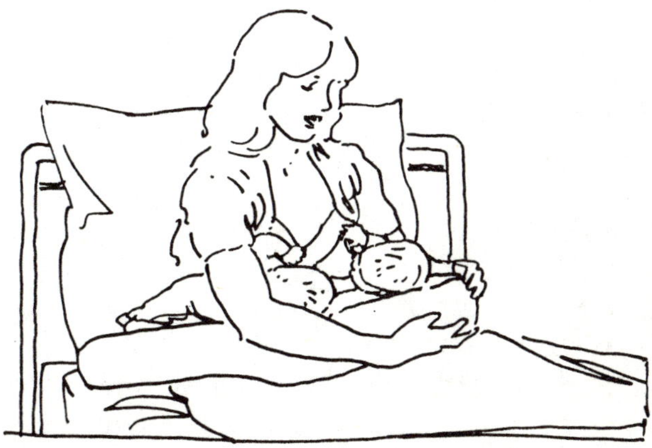

26. Les naissances multiples : on peut faire téter l'un et l'autre.

Si les bébés sont trop faibles pour téter directement, s'ils sont en couveuse, optez pour le taxi-allaitement, tirez le lait plus souvent afin d'obtenir la quantité de lait nécessaire aux bébés (toutes les deux heures le jour, prévoir deux pompages la nuit). Vous choisirez un tire-lait à double pompage pour gagner du temps et obtenir plus de lait.

Lorsque les bébés peuvent téter directement, mettez-les au sein au fur et à mesure qu'ils manifestent leur faim. Si les deux se réveillent en même temps, allaitez-les ensemble.

Bé et Bé sont dans un berceau

Les tétées de nuit doivent être les plus simples possible. Les bébés doivent être à portée de main. Il y a trois solutions pour donner alternativement les tétées à des jumeaux la nuit.

– 1e solution : bébé A se réveille, on lui donne à téter au lit, et tout le monde se rendort. Quand bébé B se réveille, on recouche bébé A et on allaite bébé B, on se rendort, et ainsi de suite. Il y a toujours un des bébés dans le lit des parents.

– 2e solution : bébé A se réveille, on lui donne la tétée et, en le recouchant, on réveille bébé B.

– 3e solution : bébé A et bébé B sont tous les deux dans votre lit. Vous vous tournez alternativement vers celui qui a faim.

On peut prévoir une rallonge au lit des parents pour qu'il soit plus large : fixez contre votre lit un lit d'enfant, matelas contre matelas, en enlevant les barreaux de ce côté.

Évitez de faire boire toujours le même bébé au même sein, alternez régulièrement les seins.

Du monde à la maison

Organisez votre retour à domicile en fonction du nombre de bébés que vous ramènerez chez vous : faites-vous aider pour tous les travaux ménagers, les courses, les autres enfants, etc. Affiliez-vous aux associations de parents de naissances multiples qui vous aideront à organiser votre vie pratique (ANEPNM, 26, bd Brune, 75014 Paris, tél. 40.44.44.15).

Aménagez-vous des plages horaires libres pour vous reposer ou vous distraire à certains moments de la journée afin que le rythme très soutenu des tétées, changes, bains, promenades, ne vous paraisse pas trop lourd.

■ Couvage et couveuse

Comme un kangourou

Lorsque le bébé est prématuré, malade, ou de très petit poids de naissance, il existe actuellement deux types de suivi :

• la mise en couveuse classique où les soins sont entièrement assurés par l'équipe et où les parents sont plus ou

27-28. De Bogota à Stockholm, la méthode kangourou est utilisée en ambulant ou à l'intéreur des services de soins.

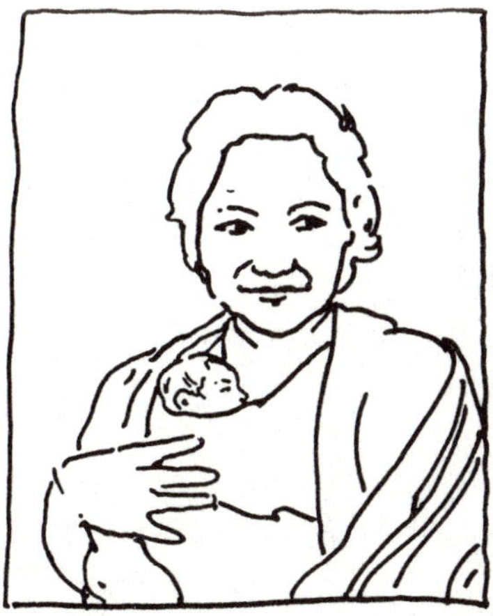

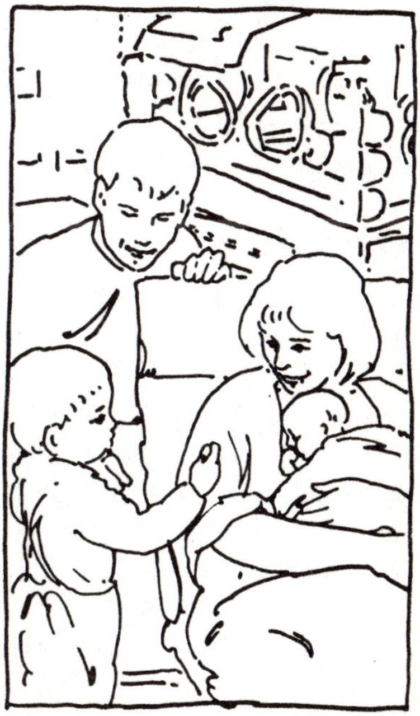

moins tolérés dans l'enceinte de l'hôpital pour des visites au bébé ;

• le suivi « kangourou », où la mère porte en permanence le bébé sous sa chemise, contre sa poitrine nue. Le bébé est maintenu en place au moyen d'une écharpe spéciale.

Cette méthode originale, expérimentée à Bogota, en Colombie, a pour but de réduire l'hospitalisation du bébé, et la plupart des soins sont donnés en ambulant (la mère rentre à la maison et revient régulièrement à l'hôpital en journée avec son bébé pour le faire soigner).

En Europe, beaucoup de services de prématurés ont un système fondé sur la « méthode kangourou ». Ce sont des services de soins en hôpital où la mère peut venir s'installer tranquillement un certain nombre d'heures dans la journée pour « couver » son bébé en favorisant le contact peau à peau entre deux épisodes en couveuse. Le bébé peut être nu contre la poitrine de sa mère et tenu au chaud sous une couverture. Même en cas de soins intensifs lourds, le bébé avec tout son appareillage peut bénéficier des soins kangourous. On apprend aux mamans à dialoguer tranquillement avec ces bébés au système neurologique encore immature.

Contact rapproché

Si vous ne pouvez pas bénéficier des avantages d'un service « kangourou » pour votre bébé, créez tout de même le lien le plus fort possible avec lui et faites tout pour vous rapprocher géographiquement de lui (maison d'accueil pour accompagnants, hôtel, etc.) s'il est hospitalisé loin de votre domicile. Demandez au service de vous faciliter l'accès à votre bébé malgré les soins. Venez voir le plus souvent possible votre bébé.

Dans vos contacts avec lui, adoptez la même ligne de conduite que pour les bébés kangourous :

– un contact peau à peau chaque fois que c'est possible,

– une stimulation après l'autre plutôt que des stimulations simultanées (lorsqu'on parle au bébé, on ne le touche pas, quand on touche le bébé, on ne lui parle pas en même temps),

– une présence régulière et une succession d'actes mesurés, plutôt qu'une présence massive avec des manifestations intempestives : mieux vaut venir dix fois par jour et faire une petite chose après l'autre que de venir une fois et surstimuler.

Priorité à votre lait

L'allaitement maternel favorise ces attitudes appropriées parce qu'il vous amène tout naturellement à venir souvent, régulièrement, et à vous rapprocher corporellement de votre bébé.

Plus que tout autre, le bébé prématuré ou de faible poids a besoin de profiter des apports irremplaçables du lait maternel. Même si des régimes spéciaux sont nécessaires pour certains bébés, surtout les bébés de très faible poids de naissance, le lait maternel doit rester une priorité, même s'il est associé à d'autres impératifs de soins (alimentation par perfusion, par gavage, enrichissement du lait maternel, etc.) et devenir le plus rapidement possible le mode d'alimentation principal.

Plus la maman a l'occasion d'être en contact peau à peau avec son bébé, plus tôt celui-ci sera apte à prendre le sein.

Le problème du bébé prématuré, malade ou de faible poids de naissance n'est pas un simple problème technique, il s'agit aussi pour la maman de maintenir et d'améliorer son lien corporel et psychologique avec son bébé.

Entre vos mains

Comment tenir un bébé prématuré ou de faible poids pendant l'allaitement ? Le bras du côté opposé à celui du

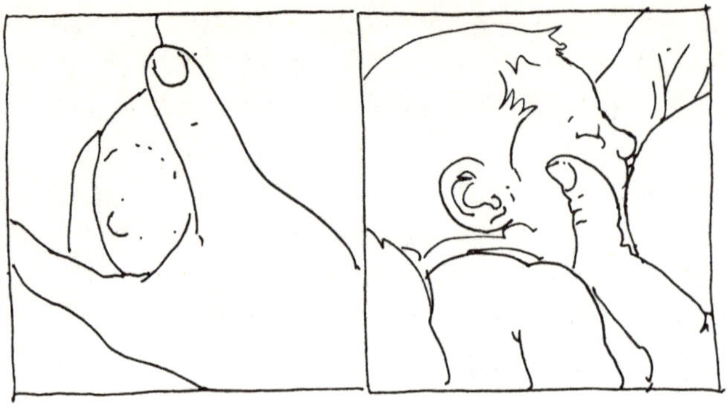

On peut nourrir au lait maternel un bébé de faible poids.
29. Le soutien en « V » pendant la tétée.
30. Le système d'aide à l'allaitement.
31. Le nourrissage à la tasse.

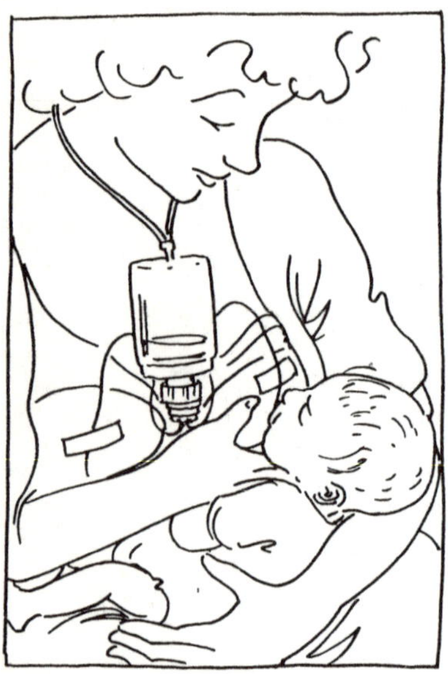

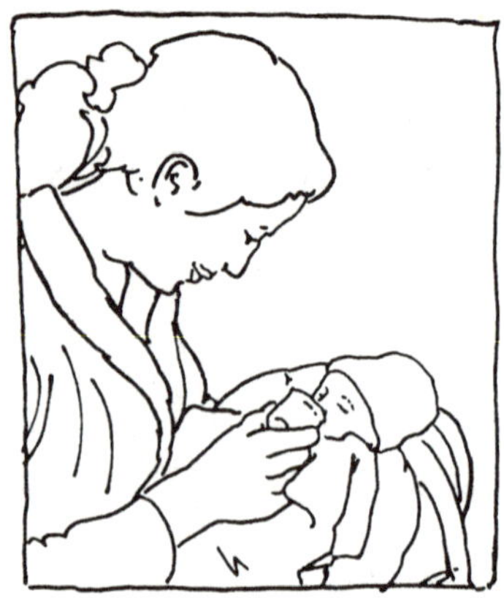

sein donné tient le corps de l'enfant dont la tête roule dans le creux de votre main, lui laissant la liberté de se mouvoir. Le sein est soutenu par l'autre main, doigts sous la poitrine, pouce au-dessus. Si le bébé est particulièrement faible, vous soutiendrez sa mâchoire avec la main en « V » (dessin n° 29).

Au début, si votre bébé ne prend pas le sein directement, vous pourrez allaiter en faisant glisser au coin de ses lèvres les gouttes de lait que vous aurez fait sortir par expression manuelle. Des tétées courtes et peu nombreuses sont données au début (une ou deux par jour). On tire le reste du lait au tire-lait. Il sera ensuite donné suivant le cas :

– A l'aide d'un matériel d'aide à l'allaitement. On peut l'acheter ou le fabriquer avec une seringue et une sonde ultra-fine en silicone (attention, bien nettoyer et stériliser le tout). C'est un appareil spécial avec un tuyau très fin et très souple relié à un flacon plein de votre lait qu'on porte en collier. Le tuyau court le long de votre sein, est collé à l'aréole et suit le mamelon jusque dans la bouche du bébé. Les efforts de bébé qui tète encore faiblement sont largement récompensés par le lait qui coule dans sa bouche et donne à bébé l'envie de continuer à téter au sein.

– A la tasse : cela peut être au choix un compte-gouttes, un simple verre, une tasse de dînette ou une tasse spéciale. L'instrument doit être bien propre et stérilisé. La technique de faire couler doucement le lait dans le coin de la bouche s'acquiert assez facilement.

– A défaut de pouvoir donner la tétée directement, on peut aussi pratiquer le taxi-allaitement.

Du côté des mamans

■ Affections locales

Gerçures : la pointe et la base

Le sein nourricier est vivant et, de plus, en plein travail. Il faut le surveiller régulièrement. Réagissez immédiatement en cas de gêne ou de douleur. L'allaitement doit être confortable, quand il devient douloureux, c'est un signal qu'il faut savoir écouter mais aussi comprendre.

S'agissant des gerçures, s'il faut soigner sans tarder les endroits qui commencent à faire mal, il faut avant tout chercher pourquoi la gerçure est apparue. Ce n'est pas un avatar de l'allaitement maternel, mais un dysfonctionnement provoqué par une cause précise et qui aurait pu être évitée.

Gerçure de pointe

Comme son nom l'indique, elle est située sur la pointe du mamelon

Elle est bénigne et arrive surtout en début d'allaitement. C'est souvent un problème de mauvaise position du bébé. Le bout de sa langue agace le mamelon au lieu de former une onde le long de l'aréole. Laissez faire votre bébé comme il doit. N'ayez pas peur de lui. Laissez-le ouvrir bien grand la bouche et tirer la langue *avant* de prendre le bout de sein. Si vous le tenez dans une position de sécurité, son dos reposant contre votre avant-bras, sa tête sera mobile dans le creux de votre coude, son épaule dans l'axe de l'oreille et de la hanche alors que le bout de son nez et la pointe de son menton seront tous les deux en contact égal avec votre sein. N'oubliez pas les trucs de base et corrigez : si son nez est enfoncé dans le sein alors que le menton est détaché, rapprochez le corps du bébé vers vous. Si le menton de bébé ne touche pas votre sein, remontez votre bébé un peu plus haut.

Gerçure de base

Elle est située à la limite du mamelon et de l'aréole. Elle se manifeste lorsque bébé tète le sein sous un mauvais angle. Il pince alors l'aréole entre ses gencives. Repositionnez-le comme indiqué plus haut : sa langue doit sortir de sa bouche au moment où il happe le sein, sa tête, son épaule et sa hanche doivent se mouvoir dans le même axe.

Des soins attentifs

Un climat doux et sec

– Dès que bébé ne tète plus, lui faire lâcher le sein à l'aide de votre petit doigt placé dans le coin de sa bouche.

Séchez le mamelon avec un petit linge propre.

– S'il ne fait pas froid dans la pièce, laisser les seins un peu à l'air.

Une hygiène bien comprise

– Ne décapez pas les seins par un usage abusif de savon ou produit de toilette.

– Portez une protection d'allaitement (pare-lait) si les seins coulent.

– Changez-la régulièrement ainsi que le soutien-gorge s'ils sont humides.

– Lavez-vous scrupuleusement les mains avant et après la tétée.

Onguents et remèdes

Au choix, vous pouvez appliquer sur l'aréole et le mamelon :

– *Du lait gras de fin de tétée.* Il a fait ses preuves, c'est un des meilleurs remèdes, il est disponible en permanence, il est gratuit et vous n'avez aucun risque d'allergie avec lui !

– *Une pommade cicatrisante.* Elle doit posséder deux qualités : ne pas être toxique, ne pas avoir besoin d'être enlevée avant chaque tétée, ce qui oblige à rentrer dans le cycle du décapage qui annulerait tous nos efforts. La pommade homéopathique Castor Equi nous semble répondre à ces deux exigences, tout comme la lanoline ultra-purifiée. Ces crèmes sont à étendre en couche mince. Il existe aussi des *sprays* spéciaux aux oligo-éléments.

– *De l'éosine* avec un coton tige. N'utilisez pas de mercurochrome ou de désinfectant puissant. Rincez le produit avant la tétée.

– *De l'argile en poudre* à même la peau ou après avoir enduit la gerçure d'un peu d'huile d'olive ou d'amande douce.

Sec ou avec des glaçons ?

Le chaud comme le froid ont chacun des vertus spécifiques. La chaleur sèche la gerçure. Le froid calme la douleur et rend moins sensible. On peut donc appliquer au choix :

– *Une chaleur séchante : soleil, sèche-cheveux* à condition de protéger le sein du souffle par une serviette car la chaleur doit irradier sans dessécher la peau.

– *Un froid analgésique* : passez un glaçon, tel quel ou dans un gant de toilette, sur le mamelon avant la tétée pour engourdir la sensation douloureuse.

Suivant l'intensité

Si vous n'avez pas trop mal

Continuez à allaiter du côté malade pendant le traitement.

Si vous avez très mal

Vous pouvez utiliser passagèrement un **protège-mamelon** en silicone pendant le début de la tétée, seulement si possible. En tout cas, ne pas prolonger l'utilisation au-delà de quelques tétées car il diminue sensiblement l'efficacité de la succion du bébé, donc la puissance de la lactation.

32. Pour poser le protège-mamelon, soulevez les bords, mettre en place et rabattre les bords.

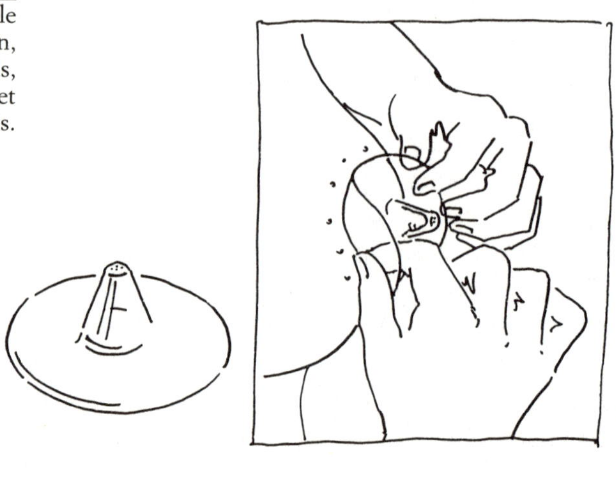

Un point important est qu'il faut savoir le poser correctement. Relever les bords du protège-mamelon (comme on ferait pour un chapeau), positionner et centrer le cône sur le mamelon, appuyer légèrement pour que le mamelon rentre bien dans le cône. Rabattez ensuite les bords du protège-mamelon. L'ensemble doit avoir un effet de ventouse.

Si la douleur est insupportable

Arrêtez de mettre au sein du côté malade jusqu'à guérison complète ; pendant tout ce temps, exprimez régulièrement le sein à la main pour entretenir la lactation. Vous pouvez donner ce lait à votre bébé.

Mais, avant tout, revoyez la position de votre bébé au sein.

Encombrement : libérez les canaux

Les groupes d'*acini* sont nombreux et les rameaux galactophores fonctionnent de façon séparée. Aucun système n'étant parfait, il peut très bien arriver de temps à autre qu'un canal galactophore s'encombre et se bloque.

On sent le « fil » du canal en question qui pose un problème. C'est une gêne ou une petite douleur qui court le long d'une voie localisable. Il n'y a ni température, ni rougeur, ni sensation de pulsation dans le sein. Commencez par enlever toute cause de contrainte ou serrement au niveau du sein : soutien-gorge, habit ou bretelle (porte-bébé) pouvant gêner.

Bébé est le plus habile « désengorgeur » mais, dans ce cas précis, il faut le mettre au sein en le plaçant dans une position inhabituelle. Son nez doit être dans l'axe de l'endroit douloureux. Par exemple, si vous avez mal sous le sein, allongez-vous et mettez le bébé tête-bêche pour le faire téter. Evitez le recours à un tire-lait.

On peut aussi rajouter un traitement par homéopathie ou par acupuncture, et exercer une action mécanique au moyen de massages dont vous trouverez la description ci-après : par un massage précis, on peut refaire circuler le lait. Les canaux sont libérés et les fibres musculaires peuvent se remettre à pulser le lait produit. Il faut d'abord bien localiser les groupes d'*acini* et les canaux qui posent problème (voir chapitre « Guidance », dessin n° 4) avant de leur appliquer des massages en spirale, jusqu'à ce que le lait se mette à couler (ouf ! ça soulage).

N'oubliez pas que le massage du sein maternel se fait dans le sens du lait ! Allez toujours de la base du sein vers la pointe. On masse ou, mieux, on se fait masser avec le bout des doigts en spatule à l'endroit précis où l'on sent l'encombrement. Allez de la base du sein vers la pointe du sein. Recommencez plusieurs fois l'opération jusqu'à ce que l'endroit précis soit soulagé.

Mais, une fois le sein désencombré, il faut chercher également les raisons de cet encombrement.

• Justement, bébé venait de passer sa première nuit complète (c'est-à-dire sans téter). Ou alors, il vient d'espacer brusquement ses tétées.

• Nous avons déjà vu qu'une pièce de vêtement (soutien-gorge, surtout si l'on porte des coques recueille-lait, habit, bretelle de porte-bébé) pouvait être à l'origine d'une pression sur le sein. Le cas échant, desserrer, remplacer ou supprimer la pièce gênante.

D'autres fois encore, le problème est dû à un ou des pores galactophores bouchés par des sécrétions trop importantes. Pour désobstruer, il faut tremper le mamelon dans de l'eau tiède et l'essuyer ensuite avec douceur et fermeté.

Certaines mamans dorment sur le ventre et « écrasent » leurs seins. D'autres sont tout simplement fatiguées ou contrariées. Pourquoi ne pas téléphoner à une association de soutien pour faire le point ?

Manque de réflexe : réponse au dos

Parfois, vous aurez peut-être l'impression que, malgré une bonne lactation, vos seins « calent », qu'ils restent sans réaction. Le lait est là, simplement il ne circule pas. Vous pouvez alors stimuler les canaux grâce à un massage du dos le long des muscles qui bordent la colonne vertébrale au niveau des omoplates (peu aisé à faire soi -même, faites-vous aider).

– Asseyez-vous et posez les coudes sur la table en vous penchant (vos seins doivent rester libres, ils doivent « pendre »).

– La personne qui vous masse doit fermer les poings, poser le bord des poings entre les omoplates, sur les muscles qui bordent la colonne vertébrale. On appuie doucement, puis de plus en plus fort, jusqu'à ce que la maman sente bien la pression des poings. Le masseur doit ensuite (sans relâcher la pression) tracer des sillons le long de ces muscles, entre les omoplates.

Mycose : comme une pelote d'épingles

Le mamelon est rouge, douloureux, on a l'impression d'avoir une pelote d'épingles plantée dans le mamelon au moment de la tétée. L'affection résiste aux traitements habituels.

Il s'agit probablement d'une mycose (le fameux champignon *candida albicans*). Vous aurez peut-être déjà repéré des signes chez vous (mycose vaginale) ou chez votre bébé : il a des points blancs dans la bouche (muguet) et/ou des fesses rouges.

Certains antibiotiques peuvent favoriser le développement d'une mycose. Allez voir votre médecin. Il vous prescrira un traitement complet (Nystatine), pour vous ainsi que pour votre bébé. Vous prendrez ce traitement sur une période longue (quinze jours).

Si vous n'avez pas repéré de signes chez votre bébé, une analyse sera peut-être nécessaire mais le traitement devra de toute façon aussi concerner le bébé.

Si la tétée est insupportable à un ou aux deux seins, supprimez momentanément l'allaitement direct mais entretenez la lactation. Vous pouvez donner ce lait au bébé.

Si la mycose est persistante après le traitement, envisagez un traitement pour toute la famille. Veillez également à bouillir les pièces de vêtement (soutien-gorge, coussinets d'allaitement lavables, slips, gants de toilette, draps de bain, etc.) qui risquent de continuer à propager le champignon.

Lymphangite : l'effet d'un fer à repasser

C'est une espèce de « grippe du sein » qui vient souvent sur une poitrine en plein travail pour laquelle on n'a pas pris assez d'égards.

Coup de froid, contrariété, surmenage peuvent aboutir à ces quelques symptômes caractéristiques de la lymphangite :

– Une plaque rouge sur le sein, cuisante et douloureuse, en forme de triangle pointé vers le mamelon, comme la trace d'une brûlure de fer à repasser. Cette dilatation locale du réseau veineux montre qu'il y a une souffrance en dessous.

– Une forte fièvre (39°-40°C), des frissons, un état grippal. C'est un signe d'inflammation mais il n'y a pas d'infection à ce stade.

Bien qu'elle se manifeste d'une manière spectaculaire et brutale, la lymphangite est une affection bénigne et facile à soigner.

C'est le moment de faire abondamment et fréquemment téter votre bébé. Vous pouvez appliquer sur les endroits douloureux de la chaleur ou du froid pour soulager. Restez au lit, buvez beaucoup, car la fièvre vous aura déshydratée, et surtout faites désormais téter régulièrement votre bébé. En général la fièvre baisse sans prendre de médicaments et la plaque rouge doit disparaître en vingt-quatre à quarante-huit heures. Si les symptômes persistent, consultez rapidement.

Galactophorite : le test du mouchoir

Si vous surveillez régulièrement l'état général de chaque sein, vous avez peu de chances d'en arriver à une telle infection. Mais nous décrivons tout de même ici les symptômes et le traitement de la galactophorite qui est une infection d'un ou plusieurs canaux provoquée par un germe extérieur.

Le lait qui coule peut avoir un aspect jaune verdâtre.

Pratiquez le test du mouchoir : une goutte de lait déposée sur le tissu est absorbée totalement. S'il reste un dépôt, c'est le signe que le lait est infecté.

L'avis du médecin s'avère nécessaire. Il mettra en route le traitement qui convient. En attendant, mettez tout de suite en route les mesures suivantes :

– Gardez les seins au chaud.

– Reposez-vous.

– Stimulez très souvent le sein infecté (expression manuelle ou tire-lait). Il faut constamment provoquer l'écoulement du lait pour bien drainer les canaux. Vous jetterez ce lait.

– Si le bébé a bu du lait infecté avant que vous n'ayez réalisé le problème, ce n'est pas grave. Il risque tout juste d'avoir un peu la diarrhée.

– Le médecin vous prescrira probablement des antibiotiques. Demandez qu'ils soient compatibles avec l'allaitement et continuez à allaiter avec l'autre sein qui devrait normalement couvrir les besoins du bébé. Sinon, complétez avec du lait artificiel.

– Tant que le lait est infecté (test du mouchoir) tirez le lait et jetez-le. Nettoyez soigneusement le matériel.

– Prenez les antibiotiques jusqu'à la fin du traitement. Ne les arrêtez pas sous prétexte d'une amélioration ou de la disparition des signes de l'infection.

– Un praticien expérimenté doit pouvoir vous soigner sans interrompre l'allaitement. Si, malgré ses recherches, il doit vous prescrire des médicaments incompatibles avec l'allaitement, vous n'êtes pas obligée de sevrer définitivement votre bébé pour cela.

Pratiquez le *micro-sevrage*, c'est-à-dire un sevrage temporaire, tout en maintenant votre lactation par une extraction régulière du lait (que vous jetez). A la fin du traitement vous reprendrez un allaitement complet.

■ Quand mon corps est malade

Le temps de l'allaitement ne vous coupe ni de la vie, ni, hélas, de la maladie. Mais ne pensez pas *a priori* qu'une maladie, aussi grave soit-elle, compromette définitivement vos chances d'allaitement.

Pour des renseignements précis sur un sujet particulier, nous vous invitons à vous reporter à la revue *Dossiers de l'allaitement* (coordonnées à la fin du livre) qui tient à jour un index sur tous les problèmes médicaux liés à l'allaitement.

Un compromis sans compromettre

Chaque maladie particulière appelle une procédure particulière pour l'allaitement. Prenez conseil auprès des associations de soutien pour faire un allaitement sur mesure en fonction de vos possibilités.

Le traitement de certaines maladies fait appel à des médicaments qui vous obligeront probablement à jeter longtemps votre lait jusqu'à ce que le traitement soit terminé. Maintenez au maximum le contact avec votre bébé, quelle que soit la gravité de votre maladie et la lourdeur du traitement.

Que l'on allaite ou pas, si la mère a une maladie contagieuse, le risque pour l'enfant existe. Il en est ainsi de la varicelle, du zona et de la rougeole. Si une de ces maladies survient aux alentours de l'accouchement, une séparation momentanée de la mère et du bébé s'avère nécessaire. Le lait ne comporte aucun risque et peut être donné.

L'herpès connu sous le nom de « bouton de fièvre »

doit amener à prendre de grandes précautions : il faut absolument éviter que le bébé entre en contact avec la lésion (bouton). Si celle-ci est localisée sur le sein, près du mamelon, supprimer la tétée jusqu'à guérison. Entretenez la lactation, jetez le lait.

Pour l'hépatite A, un sevrage temporaire peut être proposé pendant la phase de virémie aiguë.

En cas d'hépatite B chez la mère, l'enfant recevra dès la naissance des gammaglobulines et un vaccin. Il pourra téter dès la fin des injections.

Pour l'hépatite C, de nombreux spécialistes estiment qu'une sérologie positive sans hépatite aiguë ou active ne justifie pas une contre-indication à l'allaitement.

La part de risque de transmission du virus du sida liée à l'allaitement seul est difficile à évaluer. On sait que les cultures de virus à partir de lait maternel sont quasi impossibles. Dans la pratique, seules les périodes d'infection aiguë ou active du virus et l'absence d'anticorps à un taux suffisant chez la mère semblent présenter un risque, mais on ignore actuellement le destin du virus chez l'enfant.

Prévention efficace

Rappelez-vous que, si les traitements ne le sont pas toujours, la prévention est tout à fait efficace contre les virus sexuellement transmissibles, particulièrement le virus du sida. Veillez à vous protéger vous-même. Adoptez un mode de vie prudent : évitez le multi-partenariat, utilisez des préservatifs pour des rapports ponctuels, etc.

Évidemment, votre conjoint est aussi concerné par ces mesures.

Dans un environnement peu favorable, même en cas de contamination de la mère par le virus du sida, l'OMS préconise de maintenir l'allaitement plutôt que de le supprimer. En effet, les qualités générales de protection de l'allaitement maternel sont toujours présentes et contribuent malgré tout à faire baisser la mortalité et la morbidité de façon significative par rapport à l'alimentation artificielle.

Du côté des bébés

Un bébé est parfois une interrogation.

S'il dort, tète, sourit et se rendort, pas de problèmes. Mais que faire d'un bébé qui hurle, vomit, ne se réveille pas, ou n'arrive pas à téter ?

Pour trouver la cause du malaise, procédons par élimination mais sans commettre cette erreur vieille comme le biberon qui consiste à éliminer l'allaitement. Ce serait « jeter le bébé avec le lait du sein », comme on dit « jeter le bébé avec l'eau du bain ».

Au lieu d'être déçue parce qu'il ne tète pas comme prévu, cherchez plutôt à découvrir ce que vous dit le bébé à travers ses réactions.

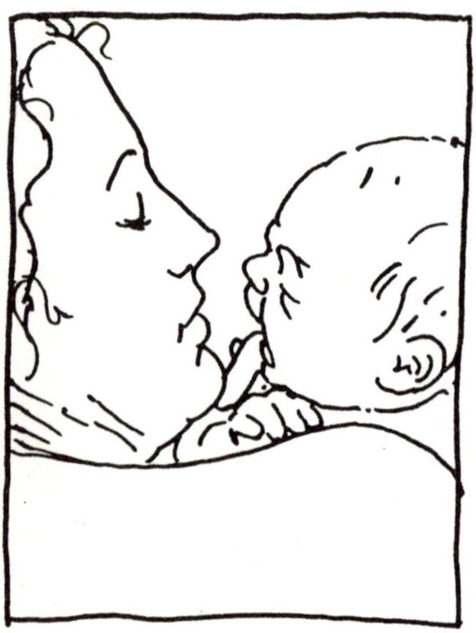

33. Bébé n'a pas l'air content. Cherchons ce qui ne va pas.

■ Le téteur fou

C'est incroyable ! Tout ce qui passe à sa portée, il le tète, même mon bras ! Sa grand-mère est tout affolée et répète sans cesse : « Mais, tu es sûre que tu as assez de lait ? Je crois qu'il a faim ! »

Alors que j'ai bien précisé que j'allaitais mon bébé, le personnel de l'hôpital me bombarde avec des biberons de complément que j'oublie poliment sur la table de chevet car mon bébé grossit bien.

Bref, mon bébé, ce petit « téteur fou » est victime d'une vitalité quelque peu débordante, tout autant que mon lait. Je sens qu'à nous deux nous allons faire un tandem du tonnerre !

■ Il crie, je pleure

Le lait ne coule pas tout de suite quand il tète

Mon réflexe d'éjection est un peu retardé. Bébé tète un peu, n'avale aucune gorgée, lâche le sein, me regarde et manifeste sa colère en criant. Il s'énerve. Je masse légèrement mon sein et mon mamelon pour stimuler mon réflexe. Pour les tétées suivantes, je fais aussi masser mon dos entre mes omoplates. Je prends mon bébé pour téter un peu avant son heure, presque endormi pour qu'il commence la tétée en douceur pendant que mon réflexe se met en place.

Le lait coule trop fort quand il tète

Très souvent au bout de quelques minutes de tétées, bébé s'énerve et refuse le sein. Mon réflexe d'éjection est peut-être un peu trop prononcé. Ce sont de véritables chutes du Niagara. Bébé avale de l'air en même temps que le lait, ce qui entraîne régurgitations et/ou coliques, mais il grossit bien et se développe correctement. Je laisse le bébé se détacher du sein. J'éponge le trop plein avec un linge propre.

Je reprends la tétée quand le lait ne gicle plus. Je m'installe le buste un peu en arrière. Je place mon bébé un peu au-dessus du sein pour « casser » le jet de lait. Je ne lui donne qu'un seul sein, je l'allaite plus souvent et de préférence avant qu'il ne soit trop réveillé. Je lui fais faire des rots, même pendant la tétée.

Le lait ne coule pas du tout malgré ses efforts

– L'aréole ou le sein doivent être engorgés. J'essaie encore de le faire téter. Si ça ne se débloque pas, je le fais patienter un peu, et j'utilise les techniques de massage de désengorgement.

– J'ai l'impression d'une baisse brutale de lait. Je ne sais pas ce qui m'arrive, quelque chose d'important s'est passé, j'ai dû avoir une grosse émotion, ou alors peut-être que j'ai pris froid.

J'essaie le massage d'éjection. Je fais téter bébé au maximum et le plus souvent possible jusqu'à ce que mon lait revienne.

J'essaie de trouver la raison de cet arrêt brusque. Je prends conseil auprès de mon association de soutien pour la remise en route de l'allaitement.

Il refuse un des seins

Il y a plusieurs réponses possibles :

– Il vient de naître, une ou deux tétées se sont bien passées et, d'un coup, il refuse un des seins. Y a-t-il eu une manipulation particulière à la naissance (forceps, ventouse, problème d'épaule...) ? Je me renseigne et en attendant, je fais glisser mon bébé latéralement du « bon » sein à l'autre dans la même position, en le calant avec un petit coussin pour soutenir ses jambes. Dans cette position, il peut téter l'autre sein sans avoir à se tourner du côté qui lui fait mal.

– Pourtant, jusqu'à présent, il a toujours bien pris les deux. Peut-être a-t-il une otite.

– J'ai eu une galactophorite au sein en question. Je goûte le lait à chacun des deux seins pour voir s'il y a une différence. Le goût va disparaître en quelques tétées.

Il n'a pas faim

Eh oui ! Bébé peut pleurer d'ennui : il a envie d'aller se promener ; de fatigue : il préfèrerait dormir que manger, (peut-être n'ai-je pas reconnu son signal d'endormissement) ; d'énervement : je crois que je lui transmets mon stress (je vais refaire un peu de relaxation) ; ou simplement parce que le soir tombe et qu'il a besoin d'être rassuré et pris dans les bras : les fameux pleurs de fin d'après-midi. Il faudrait que je sois plus attentive à mon environnement : variations de température, de bruit, de lumière, etc. et que je prévoie des moments d'intimité tranquille *avant* l'heure où il pleure habituellement.

Quelque chose lui déplaît

Odeur, bruit, parfum, gêne vestimentaire, goût inhabituel du lait, à moi de jouer les détectives.

Mauvaise position : il se rejette en arrière. N'ai-je pas tenu sa tête trop fort ? Je pose sa nuque dans le creux de mon coude.

■ Quand va-t-il se réveiller ?

Il dort tout le temps. Il observe de longues pauses entre deux tétées, parfois plus de cinq heures et il prend très peu de tétées en vingt-quatre heures (quatre maximum).

Plusieurs cas de figure sont possibles :

Il vient de naître

Laissons-lui quelques heures pour réaliser qu'il est dans un monde où c'est à lui de chercher sa nourriture. Pour le stimuler en douceur, je le prends tout simplement dans mes bras entre deux périodes de sommeil. Je ne cherche pas à le réveiller, je suis simplement chaleureuse et attentive, la bonne odeur du lait tout proche fera le reste. Il ouvrira l'oeil et la bouche, et c'est à ce moment que je lui donnerai la tétée.

Je ne crains pas l'« hypoglycémie ». Le lait maternel contient des sucres particuliers (oligosaccharides) prêts à combattre vraiment rapidement l'hypoglycémie parce qu'ils sont les seuls à être assimilés aussi vite et aussi complètement.

Un contrôle peut être envisagé si mon bébé est dans un cas exceptionnel (exemple : faible poids ou poids trop élevé) ou si j'ai eu un diabète mal équilibré pendant la grossesse. Si l'analyse révèle une glycémie basse, alors je réveillerai mon bébé et je lui donnerai le sein plus souvent.

Dormeur habituel

C'est un bébé un peu plus âgé, qui d'une manière habituelle dort beaucoup. Mais il mouille régulièrement ses couches et sa courbe de poids est ascendante.

Je ne casse pas son rythme, c'est un enfant paisible, mais je le laisse reposer près de moi pour qu'il participe à la vie.

La « maladie du sommeil »

Il ne se réveille pas et sa courbe de poids reste stationnaire. Je cherche avec l'aide de mon médecin ce qui se passe.

J'adapte l'allaitement selon la situation :

– en donnant moi-même le rythme des tétées

Dans ce cas, pour qu'il s'alimente plus souvent dans la journée, je réveille le bébé volontairement toutes les quelques heures en tenant compte de son cycle de sommeil : environ toutes les deux heures le jour et toutes les quatre heures la nuit (de huit à dix tétées par jour), jusqu'à ce qu'il ait bien rattrapé son poids.

– en tirant momentanément le lait

Pour le donner à la cuillère ou au biberon si le bébé est trop faible pour téter.

Si mon bébé est hospitalisé, en attendant je continue de lui faire parvenir mon lait en utilisant le tire-lait mais, surtout, je fais tout pour aller le voir, lui donner moi-même mon lait et, dès que c'est possible, la tétée directement.

■ Il rend tout !

C'est très impressionnant, ces vomissements, mais la plupart du temps il ne s'agit que d'un trop plein de lait que le bébé renvoie avec désinvolture (et souvent un grand sourire de bien-être). C'est peut-être un réflexe d'éjection trop fort ?

Il mouille régulièrement ses couches et grossit bien. Je veille à ce que la tétée se passe dans le calme. Est-ce que je ne stresse pas un peu trop ces derniers temps ? Je vais prendre la vie du bon côté, après tout, il faut en profiter.

Il n'y a lieu de pousser l'investigation plus loin que si le bébé vomit en grands jets après le repas et ne grossit plus. Également s'il pleure après les tétées avant de vomir.

■ Il est un peu maladroit

S'il est nouveau-né

Je suis patiente, je ne bloque pas la tête du bébé, je la soutiens dans le creux du coude de manière à lui laisser toute sa mobilité. Je m'assure que le bébé est positionné suffisamment haut, je lui chatouille le coin des lèvres avec le mamelon en veillant à ne pas gêner sa prise avec mes doigts. Le cas échéant, je fais couler quelques gouttes de colostrum dans sa bouche pour le motiver.

S'il est prématuré

Je fais régulièrement des essais de mise au sein jusqu'à ce que le bébé soit assez vigoureux pour téter.

S'il n'est pas encore temps, ou s'il n'est pas possible de lui donner directement le sein, il n'est jamais trop tôt pour lui donner mon lait par le moyen du taxi-allaitement.

S'il a une division palatine ou une fente labiale

Il faudra donner largement l'aréole et le sein pour combler la faille dans la lèvre ou utiliser un palais moulé.

Sinon, je peux donner le lait que j'ai tiré, soit à la cuillère, soit à la tasse, soit dans un biberon avec une tétine spéciale à vide d'air (tétine de Haberman).

Après l'intervention chirurgicale je peux remettre bébé au sein normalement dans les heures qui suivent son réveil. Je prends tout mon temps pour apprendre à bébé à bien téter après l'opération.

S'il a un problème neurologique

Je fais comme s'il avait été prématuré : lorsque c'est possible, je lui apprends en douceur à téter directement. Sinon, je donne à mon bébé mon lait par un autre moyen (taxi-allaitement) jusqu'à ce qu'il soit capable de téter.

■ Il est tout jaune

Qui chasse la bilirubine ?

Les nouveau-nés font souvent un petit ictère (jaunisse). Dans beaucoup de maternités on place les bébés dans des couveuses, sous des lampes spéciales. Je ne m'effraie pas. Ce n'est pas dangereux. Mais l'ictère peut fatiguer bébé et le séjour sous les lampes le déshydrater. Dans la mesure du possible, je demande à être auprès de mon bébé pour lui apporter du réconfort et la tétée chaque fois qu'il le faut.

Je n'hésite pas à donner la tétée plus souvent si vous sentez que bébé est un peu fatigué et a tendance à moins téter. Voici pourquoi : le lait gras de fin de tétée accélère le transit intestinal et facilite l'élimination de la bilirubine. Le nombre d'ictères est beaucoup moins grand dans les services où les bébés sont exclusivement nourris au sein depuis la naissance. Grâce au colostrum, le méconium qui contient des taux élevés de bilirubine est expulsé plus vite et la bilirubine n'a pas le temps d'être réabsorbée.

L'ictère au lait de mère

Ce qu'on appelle un « ictère au lait de mère » peut apparaître, mais au bout de quelques jours seulement. C'est impressionnant mais cette forme d'ictère n'est pas dangereuse pour l'enfant et ne justifie pas un arrêt de l'allaitement. Si l'ictère est d'intensité modérée et qu'il n'y a aucun signe inquiétant, un praticien expérimenté laissera simplement disparaître spontanément les symptômes sans intervention particulière. Pour éliminer toute suspicion d'une autre forme d'ictère, il est parfois nécessaire d'arrêter de donner du lait cru pendant un à deux jours. La solution est alors de tirer le lait maternel et de le chauffer à 60°C pendant une dizaine de minutes.

Comment réaliser facilement cette opération dans des lieux souvent non équipés en matériel spécialisé ?

– Je recueille le lait dans un récipient pouvant être bouilli.

– Dès que le lait est tiré, je fais chauffer de l'eau dans une casserole, lorsque l'eau frémit (juste avant l'ébullition), je coupe le feu sous la casserole.

– Je place le récipient à lait dans l'eau chaude comme pour un bain-marie. Je laisse le récipient dans la casserole jusqu'à ce que l'eau du bain-marie refroidisse et je donne le lait au bébé à la tasse, à la cuillère ou au biberon.

– Le cas échéant, je stocke le récipient au réfrigérateur en attendant l'emploi, je réchauffe et je donne ensuite ce lait au bébé.

Sevrages

Allaiter à la carte

L'allaitement est souple. C'est pourquoi on peut faire face à toutes les situations en envisageant plusieurs façons d'allaiter.

Ne cherchez pas certains termes dans un dictionnaire car nous les avons inventés de toutes pièces. Ce sont des néologismes (nouveaux mots), pour décrire comment on peut recourir à un certain nombre de conduites pour mener son allaitement en fonction des circonstances : taxi-allaitement, micro-sevrage, demi-lait, autant de formules qui permettent un sevrage à la carte et sur mesure.

■ Roue de secours : le taxi-allaitement

Taxi-allaitement, c'est le nom que nous avons donné à l'ensemble des opérations qui permettent un allaitement indirect. De l'extraction du lait à sa mise en récipient, sa conservation, son transport, jusqu'à l'absorption de ce lait par le bébé, toutes ces opérations sont détaillées une par une et on utilisera au choix toutes celles dont on a besoin suivant le cas.

Qu'il s'agisse de tirer un peu de lait ou de faire parvenir le lait maternel jusqu'au bébé en cas de séparation, il s'agit d'assurer tout ou partie des opérations suivantes : extraire, recueillir, conserver, transporter, redonner.

Extraire

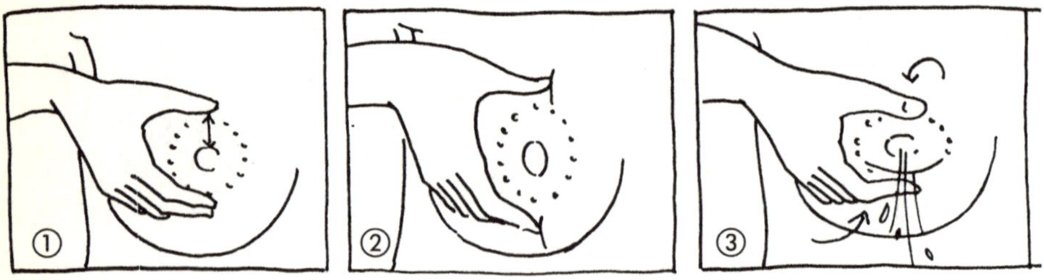

34. 1. Posez 2. Plaquez. 3. Roulez.

Expression manuelle

Placez le pouce à environ deux largeurs de pouce du mamelon. C'est à peu près à ce niveau que se trouvent les sinus galactophores .

Placez l'index et le majeur en dessous. Attention, n'entourez pas le sein avec la main, posez simplement la pulpe des doigts sur le sein.

Appuyez fermement et directement les doigts vers la cage thoracique.

Roulez ensuite le pouce et les doigts vers l'avant. Les doigts roulent sur eux-mêmes comme pour prendre des empreintes digitales et reproduisent un mouvement proche du mouvement d'ondulation de la langue du bébé.

On draine les canaux sous tous les angles (cadran horaire).

Recommencez plusieurs fois l'opération : placez les doigts, appuyez, roulez, placez les doigts, appuyez, roulez.

Ce mouvement pousse littéralement dehors le lait qui est contenu dans chacun des sinus galactophores. C'est pourquoi il est tellement important de placer les doigts en arrière de l'aréole. S'ils étaient trop en avant, les sinus seraient incomplétement drainés.

Reprenez l'opération d'expression manuelle sous plusieurs angles de façon à ce que toutes les zones du sein soient drainées.

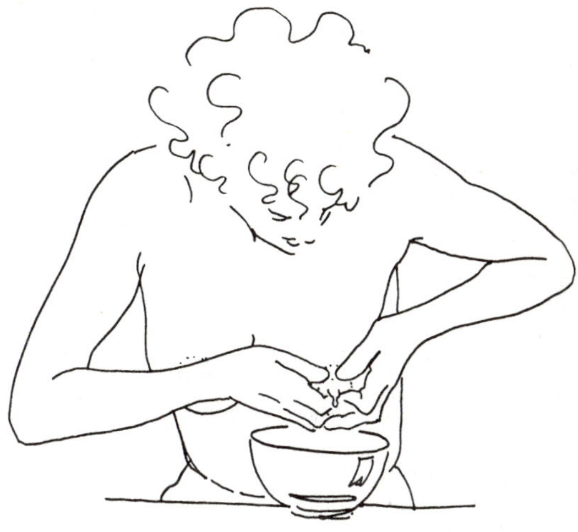

35. Pratique et simpe : on recueille directement le lait.

Prévoir une tasse ou un bol bien propre pour recueiller le lait pendant l'expression manuelle. On peut redonner directement ce lait à la cuillère ou à la tasse, ou au biberon suivant le cas. Sinon, les conditions de manipulation ou de conservation sont les mêmes que pour les autres façons de recueillir le lait.

Tire-lait

S'il faut extraire régulièrement de grandes quantités de lait, on peut utiliser un tire-lait. Il y a deux sortes de tire-lait : manuels ou électriques. Le principe est le même.

Une pompe fait le vide, dont la force de traction répétée provoque une montée de lait. Celui-ci est recueilli grâce à un embout rigide (téterelle) fixé sur un biberon. L'extraction au tire-lait est aussi rapide qu'une tétée, mais elle n'est pas forcément aussi agréable ni aussi efficace. Notez que la quantité de lait ainsi extraite est moins importante qu'elle ne le serait lors d'une tétée.

Électriques : à choisir pour les utilisations répétées et de longue durée.

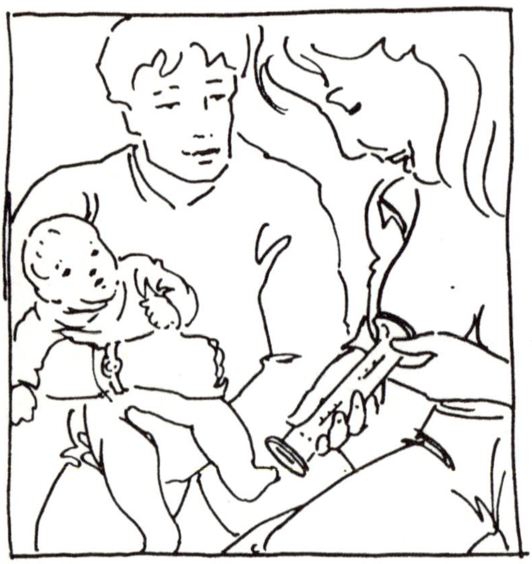

36. Ci-contre : Tire-lait électrique.
37. Ci-dessous : Tire-lait manuel. Essayez-les d'abord sur votre main pour vous familiariser avec l'effet d'aspiration.

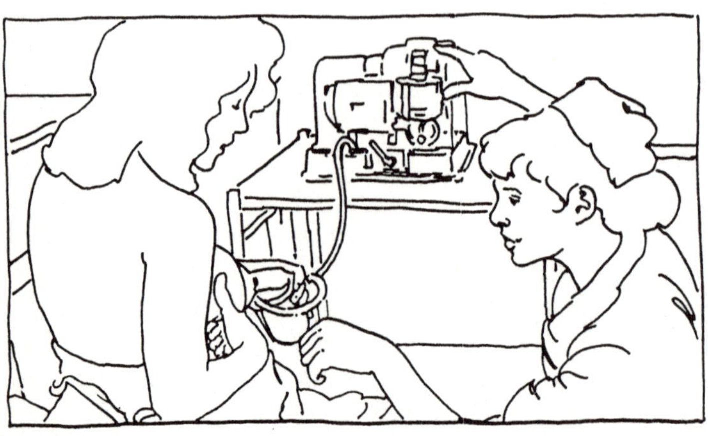

• Préférez un tire-lait à variateur d'intensité. On peut régler automatiquement la force d'aspiration, celle-ci n'est pas continue mais alternée, ce qui est plus agréable.

• Si vous utilisez un tire-lait sans variateur de puissance, familiarisez-vous avec son utilisation en testant la puissance d'aspiration sur la paume de la main.

• Le rendement est amélioré si vous massez le sein avec la main avant et pendant l'extraction.

• Respectez les règles d'hygiène : nettoyez soigneusement le matériel après chaque emploi.

Manuels : ils sont pratiques pour une utilisation épisodique.

Il existe plusieurs modèles, mais les plus performants à l'heure actuelle sont les tire-lait à piston ou à poignée. Le modèle en « klaxon de vélo » (le seul remboursé par la Sécurité sociale !) est à déconseiller, car il est traumatisant pour le sein.

Quelques précautions d'utilisation :

• lisez attentivement les notices d'emploi ;

• on obtient un meilleur résultat en effleurant les seins avant d'extraire le lait ;

• positionnez le mamelon bien au centre de la téterelle avant de faire le vide ;

• en cours de pompage, on peut effleurer les deux seins pour stimuler la production hormonale ;

• nettoyez soigneusement le matériel après chaque emploi.

Recueillir

Certaines conditions d'hygiène doivent être respectées. Avant d'arriver à l'enfant, le lait va passer à travers tout un circuit qui doit être impeccable de A à Z.

Il faut choisir un endroit propre et pratique pour vous installer. Savonnez bien vos mains avant toute opération. Passez les mamelons à l'eau.

Tout ce qui doit entrer en contact avec le lait pendant l'extraction doit être nettoyé correctement : la stérilisation n'est pas indispensable lorsque la mère et le bébé sont en bonne santé. Passez simplement à l'eau bouillante la téterelle du tire-lait, la tasse, le bol ou le biberon dans lequel on recueille le lait.

Conditionner le lait par portions dans un récipient propre (sachet alimentaire, biberon) prévu à cet effet. Remplissez partiellement si vous prévoyez de congeler car le lait va augmenter de volume en gelant. Fermer sans oublier de mettre une étiquette avec la date et éventuellement le nom de l'enfant.

Conserver

Avant de choisir le mode de conservation, il faut connaître le délai dans lequel le lait sera redonné au bébé.

Dans un réfrigérateur (+ 4°C environ, haut du frigo) le lait se conserve facilement deux à cinq jours. Ce mode de conservation est approprié pour un circuit du lait court par exemple la transmission journalière du lait vers le lactarium et le service où le bébé est hospitalisé, ou si la maman doit s'absenter pour une ou deux tétées au cours de la journée.

Au freezer, le lait maternel se conserve deux semaines, au congélateur, un à quatre mois, dans un congélateur basse température, jusqu'à six mois.Veillez quand même à donner ce lait à la « bonne taille », car le lait évolue avec l'âge du bébé. Nous conseillons de ne pas dépasser les trois semaines de conservation mais pour un biberon occasionnel, un délai de plusieurs mois ne pose pas de problème.

Au cas où le bébé est hospitalisé loin de chez vous, amenez régulièrement ce lait congelé.

Transporter

Surtout ne pas rompre la chaîne du froid. Le lait doit être transporté dans un récipient isotherme, éventuellement sur un lit de glace, s'il fait très chaud et que le transport est très long. Il est ensuite stocké au congélateur ou au réfrigérateur selon le délai d'utilisation.

Redonner

Si le bébé est hospitalisé et que sa mère ne peut pas cohabiter avec lui, elle lui donnera elle-même son lait aussi souvent que possible.

Si le lait a été tiré pour « faire des réserves » et permettre à la mère de s'absenter momentanément, le lait sera donné par la personne qui garde l'enfant. Ce système donne les meilleurs résultats lorsque la maman est déjà en phase d'équilibre hormonal après quatre mois.

Pour décongeler, ne pas utiliser le micro-ondes mais plutôt une de ces deux méthodes :

Express : faire couler de l'eau, froide d'abord, puis de plus en plus chaude sur les parois extérieures du sachet ou du biberon.

Progressive : faites séjourner le lait congelé pendant quelques heures au réfrigérateur.

Secouez le sachet ou le biberon pour mélanger les graisses, chauffez ensuite le sachet ou le biberon au chauffe-biberon, thermostat 1 ou au bain-marie (attention, le lait ne doit pas être à plus de 37°C).

Ne pas réutiliser un lait qui a déjà été réchauffé et ne pas recongeler un lait qui a déjà été décongelé.

■ Lactariums

Une façon originale de pratiquer le taxi-allaitement est de donner son lait pour d'autres bébés. Il ne faut pas donner directement (ou accepter pour son bébé) du lait maternel cru. Il existe pour cela des banques de lait, les *lactariums*, qui collectent, analysent, traitent, conservent et redistribuent le lait maternel en toute sécurité.

Votre maternité vous donnera les coordonnées du lactarium le plus proche. On vous expliquera quelles analyses vous devrez faire et comment fonctionne la collecte.

■ Temporaire, le micro-sevrage

On utilise ce procédé quand le lait de la mère ne peut momentanément pas être donné à l'enfant, soit parce qu'elle prend des médicaments incompatibles avec l'allaitement, soit lors de certaines maladies ou infections contre-indiquant l'allaitement.

Cette interruption ne compromet pas l'allaitement. C'est un sevrage temporaire de l'enfant. Pendant ce temps la mère continue de stimuler la lactation en tirant son lait qu'elle jette.

La manière de procéder est la suivante.

Aux heures de tétées habituelles, c'est-à-dire, toujours à la demande, on donne au bébé à la cuillère, à la tasse ou au biberon du lait artificiel.

A peu près aux mêmes heures, la maman tire également son lait au tire-lait pour maintenir sa lactation. Elle jettera ce lait qui n'est pas consommable.

Dès que le lait est de nouveau consommable, la maman redonne les tétées directement. Des tétées fréquentes sans complément amènent en quelques heures à une lactation normale.

Si des médicaments anti-laits bien dosés ont été prescrits pour mettre le sein au repos en cas d'infection traînante, reprendre ensuite l'allaitement en pratiquant la relactation.

■ Pratique : le demi-lait

Qu'appelons-nous « demi-lait » ? Quelques tétées sont remplacées dans la journée soit par votre propre lait, soit par un autre lait. C'est un sevrage partiel stable où l'équilibre entre les tétées et les biberons se maintient comme vous le désirez. Il est réversible, et un allaitement complet peut être redonné à tout moment.

Il est d'autant plus facile que :

– l'enfant est suffisamment âgé (16 semaines) ;

– votre activité est à temps partiel ;

– vous respectez le shéma d'allaitement en tirant votre lait à peu près aux mêmes heures pendant l'absence de votre bébé (ce n'est plus nécessaire après la diversification vers 6 mois).

Le cas le plus favorable est donc celui d'une maman qui travaille à temps partiel, qui a la possibilité de tirer son lait sur place et reprend son activité au bout de quatre mois environ.

Pour les mamans qui reprennent après un congé de dix semaines, il est très important de pouvoir maintenir le shéma des tétées en tirant son lait au cours de la journée.

Voici comment respecter le shéma des tétées.

• Pour une absence inférieure à quatre heures : en principe, il n'est pas nécessaire de tirer son lait.

• Entre quatre et six heures d'absence : tirer son lait une fois.

• Huit heures d'absence : tirer son lait trois fois. Par exemple : une fois le matin, une fois à la pause de midi, une fois l'après-midi. Combinée avec les pauses et l'heure d'allaitement à laquelle vous avez peut-être droit (voir page 131, « à chacune sa formule »), cette formule est tout à fait réalisable.

Si vous êtes dans le cas de figure le moins favorable (reprise rapide du travail, absences longues, pas de possibilité de tirer le lait sur place) ou si vous devez faire face à un pallier de croissance du bébé au moment d'instaurer le demi-lait, faites appel à une association de soutien pour mettre au point une solution individuelle.

Du côté du bébé, voici comment procéder pour mettre en place le demi-lait. Une manière progressive consiste à donner le biberon et à compléter par une tétée. Si le bébé préfère l'allaitement, il manifestera peut-être sa nette préférence pour la tétée. Il pourra se rattraper en reprenant des tétées complètes chaque fois que l'occasion s'en présente (week-ends, jours de congé, vacances).

On peut ne remplacer qu'une ou deux tétées par un biberon de lait maternel ou de lait artificiel et maintenir cette situation aussi longtemps qu'on le désire sans toucher aux autres tétées qui se déroulent normalement.

Les biberons viennent à des moments précis de la journée, à la place de tétées complètes et sans interférences sur d'autres tétées qui restent complètes. Les moments de congés (week-ends, vacances) peuvent redevenir des plages de tétées complètes.

S'il faut effectuer un sevrage presque complet en journée, on peut supprimer en douceur tous les quelques jours d'abord la tétée d'après-midi, puis celle du milieu de la matinée, puis éventuellement celle de midi suivant les heures où on est là. Essayez de conserver le plus longtemps possible les tétées du soir et de la nuit, et surtout la première tétée du matin.

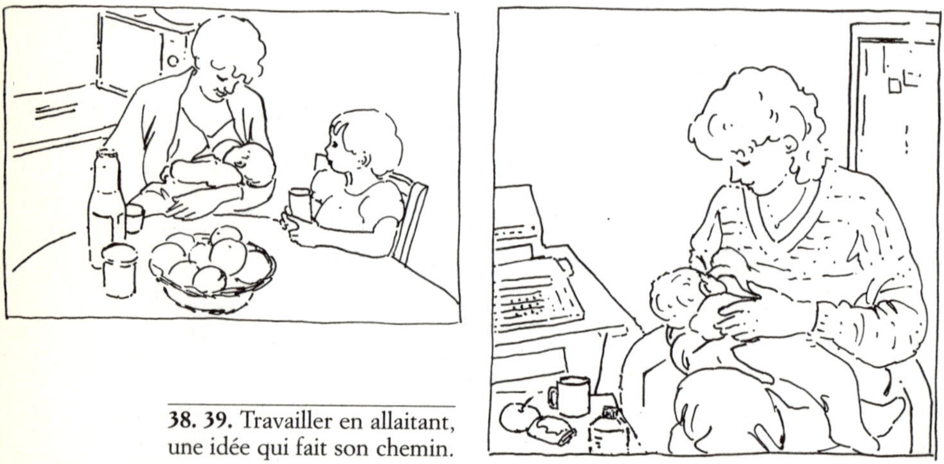

38. 39. Travailler en allaitant, une idée qui fait son chemin.

Travailler en allaitant

Travail ne rime pas forcément avec sevrage. Quand on reprend une activité, qu'elle soit salariée ou non, le temps devient précieux, et c'est justement là que l'allaitement va se révéler bien pratique : pas de perte de temps à préparer le biberon, le sein apporte le lait tout prêt au bon moment.

Le plaisir de se retrouver physiquement, la continuité de la relation mère-enfant évitent la pénible fracture occasionnée par un changement brusque de mode de vie assorti d'un sevrage définitif.

N'oublions pas que les effets bénéfiques de l'allaitement augmentent avec la durée de l'allaitement. Même lors d'une reprise d'activité, on a donc tout intérêt à maintenir l'allaitement maternel « longtemps », ne serait-ce que partiellement, au moins jusqu'à 6 mois et non pas jusqu'à 6 semaines, comme c'est souvent le cas lorsqu'on préconise un compte à rebours inéluctable pour un sevrage complet avant la fin des congés de maternité.

L'Alliance mondiale pour l'allaitement WABA a consacré en 1993 la Semaine mondiale de l'allaitement au thème « Allaiter et travailler ». WABA préconise des lieux de travail conviviaux.

■ A chacune sa formule

Si vous avez la chance de travailler à domicile, faites des pauses-allaitement chaque fois que c'est nécessaire.

Si votre lieu de travail a une crèche, ou si votre bébé est gardé à proximité, demandez à venir allaiter votre bébé au cours de la journée (deux fois trente minutes par jour jusqu'à l'âge de un an. Article L.224-2 du Code du travail).

Certaines mamans peuvent avoir une obligation de travail ponctuelle, qui peut même être accompagnée d'un déplacement (tournée, examen). Une très bonne solution consiste à emmener dans ce cas une grand-mère ou une « nounou » qui vous accompagne et garde le bébé entre deux tétées, pendant que vous allez à votre rendez-vous. Si les conditions le permettent, elle peut vous amener le bébé sur votre lieu d'activité et vous pouvez faire une pause pour l'allaiter.

Si votre lieu de travail ne permet pas l'allaitement sur place, demandez à venir plus tard et à partir plus tôt pour allaiter votre bébé. Le départ et le retour du travail seront ponctués par la chaleur et l'intimité de la tétée directe qui ne font regretter à personne que la maman ait repris son activité.

Si vous avez envie de tirer le lait sur votre lieu de travail, c'est assez simple à organiser. Avec une bonne technique d'expression manuelle ou un petit tire-lait manuel ou électrique, lors de vos heures de pause, retirez-vous dans un lieu tranquille. Des « salles d'allaitement » sont censées exister dans certaines entreprises. Tirez votre lait dans des récipients propres que vous aurez rapportés de la maison et constituez ainsi vos stocks de lait maternel (voir chapitre suivant).

Beaucoup de lieux de travail ont des frigos où vous les entreposerez en attendant de rentrer chez vous.

■ La nourrice qui n'allaite pas

Les formules d'allaitement à la carte concernent beaucoup de mères, celles qui ont choisi de ne pas travailler comme celles qui sont en congé parental, possible maintenant dès le deuxième enfant (il existe une formule à mi-taux en cas de travail à temps partiel). Lorsque votre bébé est confié à quelqu'un d'autre, il faut assurer la continuité du suivi, bien gérer le cas échéant votre stock de lait, et vous assurer que l'alimentation de bébé en votre absence s'harmonise bien avec l'allaitement que vous souhaitez poursuivre.

C'est pourquoi il est essentiel de bien informer la personne qui gardera votre bébé de votre désir de poursuivre l'allaitement afin d'établir une bonne coopération. Si vous faites garder votre bébé à domicile, profitez de l'Aged (allocation de garde d'enfants à domicile, renseignements : CAF), décrivez à la baby-sitter la marche à suivre quand vous n'êtes pas là. De même, si vous confiez votre enfant à une nourrice extérieure, une personne de votre famille ou une crèche. Une gardienne consentante et qui vous soutiendra est un atout précieux pour la poursuite de l'allaitement.

Expliquez-lui très exactement quel est votre projet, quels sont vos horaires, comment vous vous organisez quand vous êtes loin de votre bébé, si vous tirez votre lait, comment et à quelles heures vous aimeriez qu'elle alimente votre bébé pour maintenir le rythme de l'allaitement. Pour que vous puissiez donner des tétées-maison, il faut éviter de faire manger le bébé trop près de l'heure où vous viendrez le chercher, quitte à le faire un peu patienter jusqu'à votre venue. Plus le bébé est grand, plus ce système est facile à mettre en place. Beaucoup de bébés attendent eux-mêmes la venue de la maman.

Si vos temps de travail sont irréguliers (travail en équipe ou travail de nuit), prévoyez comment vous adapterez l'allaitement en fonction de votre emploi du temps. Repassez à un allaitement complet chaque fois que vos horaires le permettent (tétées-maison).

■ Gérer son temps

Quatre heures ou moins d'absence : un petit entracte

Votre absence est courte, sa durée ne dépasse pas celle qui sépare deux tétées ?

Inutile de sevrer. Vous pouvez très bien allaiter avant votre départ et après votre retour.

Si les horaires de bébé sont un peu décalés par rapport aux vôtres, avancez ou reculez de dix minutes par jour en faisant patienter bébé jusqu'à ce que vous soyez tous les deux au diapason.

Plus de quatre heures d'absence : taxi-allaitement ou demi-lait

Si vous devez vous absenter plus de quatre heures d'affilée, vous pouvez soit conserver une alimentation au lait maternel en faisant donner du lait que vous aurez tiré (taxi-allaitement), soit sevrer partiellement le bébé (demi-lait).

Stocks

Si vous possédez un congélateur, vous pouvez commencer à faire du stock une ou deux semaines à l'avance en tirant le lait juste après la tétée.

Faites des portions que vous donnerez ensuite au fur et à mesure à la nourrice de votre enfant. Respectez la chaîne du froid, les dates de péremption et le mode d'emploi (taxi-allaitement).

Si vous n'avez pas de congélateur, tirez votre lait après chaque tétée pour le lendemain. Vous pouvez garder le lait au réfrigérateur entre deux et cinq jours. Le lait humain se conserve également six à dix heures à température ambiante. Dans ce cas, il doit être consommé sans tarder et ne doit pas être congelé.

L'idéal est de pouvoir tirer son lait sur le lieu de travail à peu près aux mêmes heures que celles où bébé aurait tété.

Tétées-maison

Vous pouvez remettre votre enfant au sein directement :

– en dehors de vos heures de travail ;

– toute la journée quand vous êtes à la maison lors des week-ends, des jours de congés ou des vacances.

Un allaitement bien mis en place (voir paragraphe

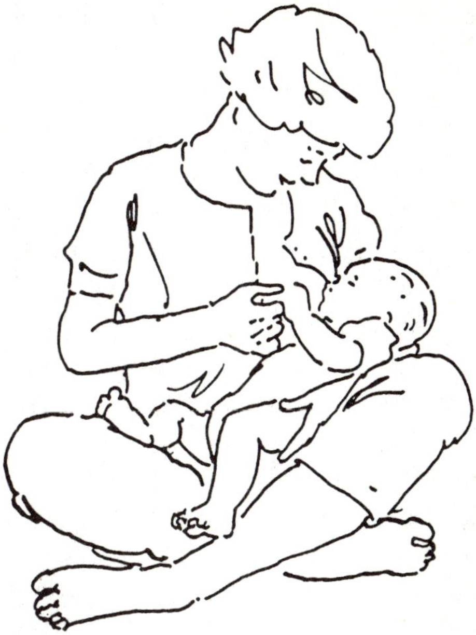

40. Partager les bons moments quand on se retrouve.

demi-lait) peut être irrégulier : à temps partiel pendant les moments d'activité, à plein temps pendant les moments de congé.

Au retour du travail, mettez l'enfant au sein. Arrangez-vous avec la personne qui garde votre enfant pour qu'elle ne lui donne pas son repas juste avant.

Lorsque vous êtes en congé ou en dehors de vos heures de travail, redonnez des tétées complètes. Vous pouvez pratiquer chaque fois la relactation pour remettre votre production à niveau.

Liquides et solides

Le sevrage est l'arrêt définitif de l'allaitement maternel. Nous avons choisi d'appeler « sevrage liquide » une interruption volontaire de l'allaitement lorsque le lait maternel constitue encore la source unique (0 à 5 mois) ou indispensable (5 mois à 1 an) de l'alimentation et ne peut pas être purement et simplement supprimé sans risque.

Des produits diététiques particuliers, assimilables par l'organisme du bébé et provoquant certains effets (croissance, prise de poids) dans des proportions cherchant à se rapprocher de celles du lait maternel, doivent être donnés à la place du lait maternel qu'on a supprimé.

De façon naturelle, avec la diversification solide, l'apport en lait diminue en volume. C'est une autre forme de sevrage. Nous l'avons appelé le « sevrage solide ». Chez le bébé au sein, si on laisse le processus évoluer librement, les tétées se raréfient et finissent par disparaître complètement par la décision du bébé.

La diversification solide est l'issue naturelle de l'évolution de l'alimentation du bébé. Elle varie les sources d'alimentation pour amener progressivement le bébé au même type d'alimentation que la famille dans laquelle il vit. Cette période de transition est plus ou moins longue (de six mois à plusieurs années) et doit se faire en fonction de la maturation du système de digestion de l'enfant et de ses capacités psychomotrices à choisir, mastiquer et déglutir des aliments solides. Cette nouvelle alimentation, choisie par le bébé, prend progressivement le pas sur l'allaitement maternel.

■ Comment bébé mâche

Au tout début de ce livre, nous vous avons raconté comment bébé révélait des talents insoupçonnés de grimpeur et de téteur lorsqu'on lui offrait des conditions de naissance favorables.

Continuez à lui offrir des conditions favorables au moment de la diversification en observant l'apparition ou la disparition d'une série de réflexes originaux de déglutition et de mastication qui sont autant de repères pour choisir les moments propices pour varier l'alimentation.

Cinq réflexes à la naissance

A la naissance, bébé est déjà doté de cinq réflexes qui durent plus ou moins longtemps.

Pendant trois à cinq semaines, grâce au *réflexe des points cardinaux*, il peut localiser le mamelon : ses lèvres, sa langue et sa tête se tournent vers un objet touchant la région buccale.

Pendant cinq à six mois, grâce au *réflexe de succion*, la langue bouge d'avant en arrière (la fameuse ondulation) pour exprimer le lait du sein. D'une manière générale, le bébé suce vigoureusement un objet placé dans sa bouche. Ce n'est pas une raison pour lui donner une tétine. En présence de liquide, le réflexe de déglutition apparaît automatiquement. Attention, car il boit automatiquement d'autres liquides que le lait (jus de fruit, tisane, etc.) même s'ils ne sont pas adaptés pour lui. Mieux vaut attendre que la déglutition des liquides soit volontaire pour lui proposer d'autres boissons que le lait.

Pendant quatre à six mois, le bébé rejette les objets solides placés dans sa bouche. C'est le *réflexe d'expulsion*. Si le bébé estime que la tétine d'un biberon est un objet solide, il le rejettera avec ce réflexe.

Pendant six à neuf mois, le *réflexe de morsure* fait que le bébé mord et relâche quand on appuie sur ses gencives. Bébé se sert de ce réflexe pour sucer le biberon et en rythmer le débit.

Toute la vie, avec le *réflexe du bâillon*, les muscles postérieurs resserrent la bouche quand une pression est exercée sur l'arrière de la langue ou du palais. Grâce à ce réflexe de survie, bébé ne s'étouffe pas la première fois qu'il suce vigoureusement un biberon. Il bloque le tout et change de méthode.

L'eau à la bouche

De 6 à 10 semaines, lorsqu'on place bébé dans la position de tétée, il reconnaît cette position et commence des mouvements automatiques de succion. Ce moment correspond aussi à la mise en place de l'équilibre hormonal chez la mère qui régularise la lactation.

De 2 à 3 mois, la mâchoire commence à bouger dans un mouvement de bas en haut plus précis. Le mode de déglutition change et la langue ne se déplace plus automatiquement vers l'avant pendant les tétées. Notez que la taille du bébé aussi à changé et son rapport de proportion avec le sein n'est plus le même.

A partir de 4 mois, l'écoulement de la salive apparaît et augmente régulièrement avec l'apparition des dents. Il est maîtrisé vers l'âge de un an. La langue commence à déplacer les aliments d'avant en arrière. L'enfant porte sa main à sa bouche et suce ses doigts.

Ces deux indications, salive et déplacement des aliments, sont importantes dans la diversification. Inutile de la faire avant ces signes.

De 5 à 6 mois, les mouvements de la langue déplacent les aliments vers le fond de la bouche. Là, bébé est vraiment prêt à une alimentation diversifiée, car il commence également à contrôler les mouvements de sa main, attrape les objets et peut s'asseoir sans dossier. Point important, il *voit* les aliments, ouvre la bouche pour les accepter, la referme sur la cuillère, dont il fait glisser le contenu avec les lèvres.

■ Sevrage liquide

Le sevrage liquide nécessite une adaptation particulière. Il ne faut pas ouvrir l'éventail des aliments, mais transférer en direction d'une autre source de lait (le lait artificiel) qui se substitue à la première (le lait maternel).

Le bébé doit s'habituer à ce produit (son organisme doit le supporter) mais aussi à la façon dont il est donné : accepte-t-il de changer son mode de succion pour prendre le biberon ? Mais d'abord c'est la mère qui doit s'habituer à ce que son corps ne produise plus de lait et que ses seins ne soient plus tétés.

A bon escient : les anti-lait

Comme leur nom l'indique, ce sont tous les moyens utilisés pour ne plus avoir de lait (il s'agit généralement de sevrages précoces).

Il y a différentes manières de s'y prendre.

Tendre, le maternage

Le sevrage précoce ne devrait pas se faire dans l'indifférence. Au contraire. Ce n'est pas parce qu'une maman n'allaite pas qu'il faut oublier son corps.

Certaines maternités n'utilisent pas de médicaments mais pratiquent tout simplement la méthode du bandage croisé des seins pratiquée (pas le bandage plat qui les écraserait) dans un climat de tendresse corporelle. On materne la maman, on s'occupe de son corps tout en lui parlant.

Ce maternage la rassure et induit chez elle de la tendresse corporelle qu'elle pourra redonner à son bébé, peau contre peau, même s'il est sevré.

Traitement de choc, les médicaments

Il existe des médicaments spécifiques pour bloquer la lactation. Les plus couramment utilisés sont à base de bromocriptine. Ils sont couramment prescrits dans les maternités aux mamans qui ne désirent pas allaiter.

Attention, ces médicaments ne sont pas anodins et ont souvent des effets secondaires (vertiges, nausées plus ou moins graves).

Leur effet est généralement réversible, c'est-à-dire que vous pouvez revenir sur votre décision de ne pas allaiter en arrêtant le traitement et en pratiquant la relactation.

Bien dosés, ces médicaments peuvent parfois être utilisés pour réguler une montée de lait trop intempestive ou pour effectuer un sevrage temporaire en cas de maladie.

Si l'on préfère des médicaments moins forts, il existe des spécialités homéopathiques qui aident la maman qui sèvre à faire disparaître la lactation.

Insidieux, l'allaitement mixte

Le meilleur anti-lait qu'on ait inventé à ce jour reste encore ce qu'on appelle communément « allaitement mixte ».

Massivement prescrit dans les maternités, le biberon de complément reste le moyen le plus sûr et le plus inéluctable de faire un sevrage précoce, rapide et en douceur.

Si vous ne désirez pas allaiter et que vous n'avez pas envie de prendre des médicaments pendant des semaines, pratiquez l'allaitement mixte il ne le restera pas longtemps. Votre lactation s'évanouira en toute discrétion. C'est la manière la plus élégante de sevrer quand on n'a pas envie d'allaiter, et la plus maladroite quand on aurait voulu continuer.

En cas de changement d'avis, pratiquez la relactation. Cela vous demandera peut-être un peu de persévérance mais elle sera vite récompensée par votre bonheur d'allaiter et, surtout, par le plaisir de votre bébé à jouir exclusivement de son lait préféré.

Au revoir mon lait

Lorsqu'il s'agit de sevrer définitivement un bébé avant l'âge de 1 an, on remplace chaque tétée restante par un biberon de lait artificiel particulier. C'est ce que nous appelons le sevrage liquide, parce que l'organisme du bébé était fait pour recevoir le lait maternel et que l'absence de celui-ci doit être compensée par un produit qu'il soit capable d'assimiler.

Certains enfants présentent au moment du sevrage une intolérance au lait de vache et doivent être nourris pendant environ deux ans au lait maternel (tâchez que ce soit le vôtre en pratiquant la relactation) avec un régime très strict écartant toutes les protéihes lactées.

Le lait de vache ordinaire sous toutes ses formes (cru, pasteurisé, UHT, en poudre, concentré sucré ou non sucré) ne devrait pas être donné tel quel à un bébé en dessous de 1 an. Pour l'adapter à son organisme, il faut le préparer en le coupant avec de l'eau selon des règles précises et compenser certains déséquilibres par l'apport de sucres, de fer, de vitamines, etc. Ne faites pas cette préparation sans les conseils d'une diététicienne ou d'un médecin.

Les produits industriels substituts du lait maternel s'appellent « lait pour nourrisson » pour les bébés avant 5 mois. Après 5 mois, il existe des laits industriels appelés « lait de suite ». Il ne faut pas utiliser les laits de suite avant l'âge de 5 mois révolus. En revanche, on peut prolonger l'utilisation des laits pour nourrissons pendant plusieurs mois.

Un choix indépendant et responsable

Toutes les marques de « laits pour nourrissons » et « laits de suite » conviennent pour l'alimentation des bébés dans leurs tranches d'âge respectives. Leur goût et leur composition sont plus proches les uns des autres que du lait maternel. Choisissez la ou les marques de lait que vous désirez utiliser en fonction de votre budget. Rien ne vous empêche de changer de marque si l'une ne vous convient pas. Sachez qu'un lait très cher avec de nouveaux additifs n'est pas forcément meilleur car, pour faire ses preuves, il faut au moins quinze ans d'expérimentation. Vous risquez simplement de payer au prix fort le droit pour votre enfant de participer à cette expérience.

Il est très important de discuter à deux, dans votre couple, les responsabilités que vous voulez ou pouvez prendre.

Si un personnel de santé vous prescrit une marque précise de lait, vérifiez que sa prescription n'a pas été « achetée », c'est-à-dire qu'elle n'est pas liée à une somme d'argent versée par le fabricant pour faire vendre cette marque. Vérifiez également que cette prescription n'est pas reliée à une expérimentation d'un nouveau produit.

Si c'est le cas, demandez en quoi consiste l'expérience, quels sont les risques et les responsabilités des uns et des autres. N'oubliez pas que le véritable expérimentateur ce n'est ni l'industrie, ni le médecin, ni même vous, mais votre bébé. Parlez-en avec votre conjoint, évaluez les risques et les responsabilités de ce choix, et réservez-vous la possibilité de refuser de participer à l'expérience.

Du sein au biberon

Faire accepter le biberon à un bébé qui n'a jamais connu que le sein ne va pas toujours de soi. Souvent, il s'agit aussi d'un sevrage qui n'est pas mûr. La mère n'est pas prête à sevrer ou son idée de sevrage est confuse. Relisez le chapitre « Travailler en allaitant », posez des questions à votre association de soutien et revoyez éventuellement votre projet à la hausse.

Pendant les quatre à six premiers mois, le bébé conserve son réflexe d'expulsion : il rejette les objets solides placés dans sa bouche. S'il estime que la tétine d'un biberon est un objet solide, il la rejettera à l'aide de ce réflexe.

Choisissez une tétine avec un débit faible (tétine 1er âge) car il a l'habitude de tirer vigoureusement au sein et risquerait d'être très surpris par cet afflux inattendu !

La possibilité de nourrir à la tasse ou à la cuillère reste aussi une alternative intéressante.

Un contact chaleureux

Lorsque l'allaitement est définitivement terminé, c'est la fin d'un certain corps à corps, très intime.

Lorsque le bébé a été sevré très petit, il faut recréer des conditions de tendresse physique (peau à peau) et affective (relation régulière exclusive et personnelle avec la maman), similaires à celles de l'allaitement maternel.

Il est alors souhaitable que la maman donne le plus possible elle-même les biberons.

■ Sevrage solide

Entre 5 et 6 mois (à partir du cinquième mois au plus tôt), une nourriture diversifiée se rajoute et prend le pas sur les tétées. Cette période de transition est importante. Ne la gâchez pas par des manœuvres précipitées. Diversifier est un plaisir aussi grand qu'allaiter. Faites-le avec la même intelligence, la même attention, la même personnalisation. Varier les sources d'alimentation pour amener progressivement bébé à la table familiale est tout un art. La maman excelle dans ce domaine.

Ce sont les odeurs qui président à notre goût. Alors que l'homme n'en distingue que 1 500 à 2 000 différentes, la femme en perçoit jusqu'à 4 000. Nous comptons donc sur vous pour faire preuve de la même sensibilité dans la diversification que dans l'allaitement.

On ne joue pas à la dînette

Ne vous précipitez pas sur les rayons d'alimentation infantile des supermarchés qui vous proposent une gamme complète dès 3 mois, voire dès les premières moments après la naissance.

Même si leur présentation est séduisante, ils surchargent inutilement l'organisme immature de votre bébé qui

41. Après la tétée, la becquée.

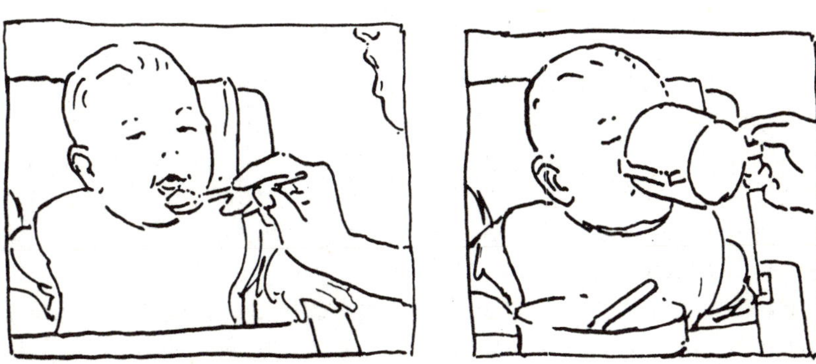

n'est pas encore prêt pour la diversification. La maturité intestinale n'est pas acquise avant 5 mois environ.

Ne jouez pas à la dînette. La santé d'un bébé, c'est sérieux. Ne donnez que du lait à votre bébé pendant les quatre à cinq premiers mois.

Un autre effet très ennuyeux de ces produits est qu'ils interfèrent avec la lactation et la font baisser, ce qui n'est pas souhaitable à ce moment-là.

Avant 5 mois, et quelle que soit la pression qu'on exerce sur vous, laissez farines, jus de fruits, céréales, tisanes, petits pot, desserts, etc. sur les rayons.

Si vous diversifiez trop tôt, vous n'obtiendrez qu'une sorte de gavage avec un risque d'allergie. Bébé est trop jeune pour discriminer, être actif et choisir lui-même. Son organisme n'est pas mûr pour ce type de nourriture.

Si vous diversifiez au bon moment, c'est-à-dire quand votre enfant est prêt, ce sera vraiment une découverte et un partage. Vous pourrez d'emblée ouvrir la gamme des aliments vers des produits frais et des produits de consommation courante aux goûts contrastés et variés.

Vers 6 mois

Si elle peut être commencée après 5 mois, la diversification n'est vraiment nécessaire à l'organisme du bébé qu'après 6 mois. C'est d'abord par la vue et les odeurs que bébé s'intègre en douceur à la table familiale en assistant au repas s'il est réveillé.

Si vous êtes un peu attentive, vous remarquerez que, peu à peu, bébé marque de l'intérêt pour ce qui se passe à table.

Vers 5 à 6 mois, il parvient à déplacer les aliments des lèvres vers le fond de la bouche, ce qui lui permet d'apprécier vraiment une autre nourriture que le lait. Il pourra découvrir en votre compagnie tout un monde d'odeurs et de saveurs nouvelles.

Procédez petit à petit, en choisissant des aliments adaptés à son âge et... à sa dentition !

Mieux vaut n'introduire qu'un seul aliment à la fois (pas de mélanges) sur un ou quelques jours pour tester sa bonne tolérance et laisser le temps à bébé d'apprécier la texture et le goût.

Lorsqu'une série d'aliments a été passée en revue, on peut les présenter ensuite sous forme mélangée.

Généralement on commence par proposer à bébé une cuillerée à café de fruits ou de légumes mixés après la tétée de l'un des repas (souvent le repas de midi). Si bébé accepte, on lui propose deux cuillerées le lendemain (attention, ce n'est pas une raison pour arriver à vingt-cinq cuillerées en vingt-cinq jours !).

En tout cas, si bébé n'a pas l'air très d'accord, n'insistez pas et reproposez un autre jour.

■ A boire et à manger

Texture

• **Jusqu' à 5 mois au moins,** le bébé a une alimentation exclusivement *liquide* : le lait.

• **Dès 6-7 mois,** bébé s'exerce, sous surveillance, à faire travailler ses gencives, de préférence sur un croûton de pain dur.

42. A la main ou à la cuillère, le plaisir pour bébé de manger tout seul.

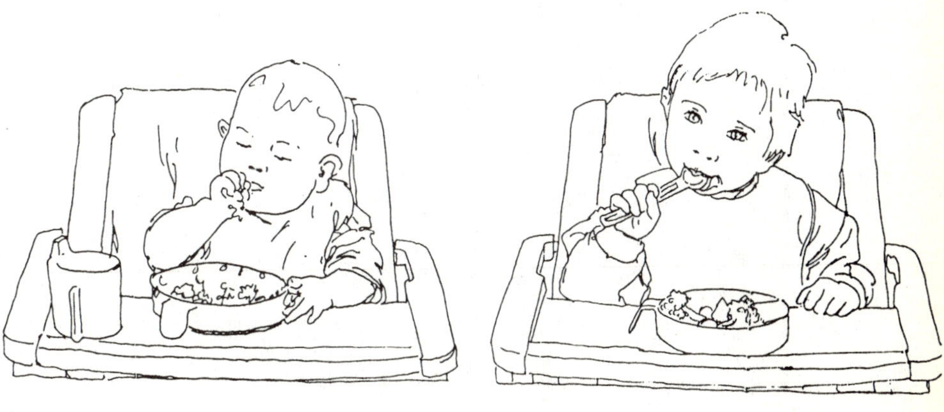

• **Jusqu'à 7 mois,** les aliments de diversification sont *semi-liquides* : bouillies ou aliments moulinés ou mixés.

• **Jusqu'à 12 mois,** les aliments sont *hachés ou écrasés* à la fourchette.

• **Après 1 an,** quand la dentition se forme, les aliments sont simplement coupés en *morceaux.*

De l'eau tout simplement

Jusqu'à 5/6 mois, le lait maternel (ou un substitut approprié si l'enfant a déjà été sevré) constitue la totalité de son alimentation. Pendant la première année, c'est encore une source importante de l'alimentation.

Comme le lait est un aliment liquide, la tentation est grande de rajouter d'autres liquides. Nous avons déjà vu comment l'introduction de lait artificiel produit un effet négatif sur la lactation de la mère. Il en est de même pour les autres boissons : eau, tisane, jus de fruits, qui ne sont pas nécessaires pour le bébé avant l'âge de 5 mois et qui perturbent le bon déroulement de l'allaitement.

Avec la diversification et l'adjonction d'aliments solides, une différenciation s'introduit entre aliments et boissons. A ce moment, l'eau est introduite et devient la *boisson de base.*

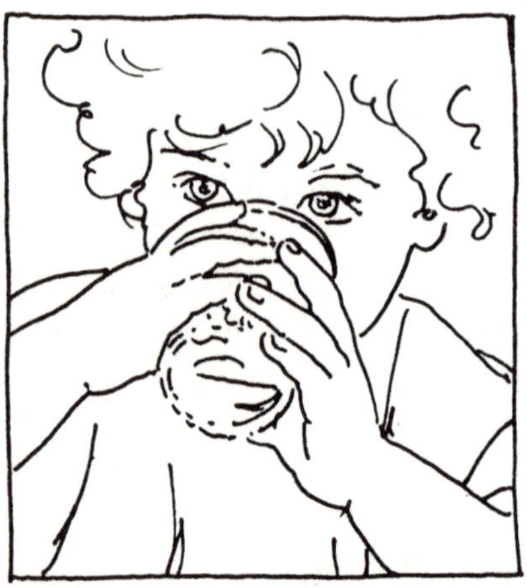

43. Compagne des aliments solides : l'eau.

Si vous bénéficiez d'une eau potable de qualité correcte, vous pouvez donner à boire à votre enfant de l'eau du robinet, toute simple, c'est la meilleure manière de se désaltérer. Cette eau est économique et on peut en boire régulièrement sans troubler l'organisme.

Sinon, choisissez une eau minérale faiblement minéralisée.

Les jus de fruits (non sucrés) n'ont pas besoin d'être introduits avant l'âge de 5/6 mois. Donnez-les à la cuillère par petites quantités.

Attention ! Ne donnez pas à suçoter à bébé des biberons de boissons sucrées, même faiblement sucrés (tisanes, jus de fruits, sirop, etc.). Ils abîment épouvantablement les dents des bébés. Quel dommage !

Les quatre groupes d'aliments

Reprenons les quatre groupes d'aliments qui faisaient déjà la base de l'alimentation de la maman.

Les quatre groupes suivants peuvent chacun constituer la base d'un plat.

Groupe I : fruits et légumes crus ou cuits.

Groupe II : féculents = pommes de terre, céréales (riz, maïs etc., pâtes, semoule, pain, biscuits), légumes secs.

Groupe III : viande, poisson, œufs, abats.

Groupe IV : lait et produits laitiers (sauf beurre et crème).

Auxiliaires : Ils servent à préparer et accommoder les aliments des quatre premiers groupes mais ne peuvent constituer par eux-même la base d'un plat. Ce sont : les matières grasses (huile, beurre, crème) et les produits d'accommodation, de conservation et d'assaisonnement (sucre, sel, vinaigre, moutarde, épices).

GR I : Fruits et légumes

Avant même que vous ne lui serviez fruits et légumes dans son assiette, bébé connaît déjà de grandes variétés de goûts grâce à votre lait. Il connaît aussi les parfums de la cuisine familiale et les odeurs du marché où vous l'avez emmené avec vous.

En attendant, il est inutile, voire dommageable de diversifier trop tôt l'alimentation de bébé avec des jus de fruits et des « petits pots » car son intestin est immature avant le cinquième mois. Attention ! Lisez bien la composition, car certaines préparations industrielles aux fruits ou légumes contiennent aussi du lait de vache entier, de la crème ou du fromage blanc qu'il ne faut pas donner trop tôt, contrairement à l'âge indiqué sur les emballages.

Prenez votre temps. Rien ne presse. Commencez vers 5 mois à proposer à votre bébé une cuillère à café de légumes cuits et peu salés ou de fruits bien mûrs (rajouter le moins de sucre possible), cuits et réduits en purée.

N'introduisez qu'un seul nouvel aliment à la fois plusieurs repas de suite. Testez la réaction de bébé (plaisir, tolérance à l'aliment). Faites ainsi le tour du potager et du marché, aliment par aliment, et c'est ensuite seulement que vous présenterez des plats composés de plusieurs sortes mélangées.

GR II : Les féculents

A partir de 5 mois, on peut utiliser des farines comme liant d'une purée ou d'un potage de légumes.

La pomme de terre cuite peut également servir de liant Elle sera servie en purée seule vers la fin de la première année, en frites vers la fin de la deuxième année.

Les petites pâtes ou la semoule sont servies vers 7-8 mois, liées ou non aux légumes.

Les pâtes normales ou le riz sont servis en plat après 1 an en fonction de la dentition.

Le pain, les biscuits sont donnés vers 7-8 mois en complément d'un repas, notamment le petit déjeuner et le goûter.

Les légumes secs sont donnés en farine vers 7-8 mois, liés à d'autres légumes, et en purée sans les peaux à partir de 1 an.

GR III : Viande, poisson, œufs

Les protéines animales ne sont introduites que progresssivement (pas avant 6 mois) et *en petites quantités*.

Commencer par 10 grammes maximum (deux cuillerées à café rases).

Augmenter progressivement la ration :

– une cuillerée à soupe (15 à 20 grammes) vers 7-8 mois ;

– 20 à 25 grammes vers 1 an.

Au début, la viande ou le poisson seront préparés mixés, puis hachés à partir d'aliments cuits, pas trop gras et sans sauce.

En ce qui concerne l'œuf, on ne donne *que le jaune* jusqu'à 8 mois environ, plus tard l'œuf entier. Avant 8 mois, le blanc d'œuf (albumine) peut provoquer des allergies. Attention de le proposer cuit ensuite.

Lorsqu'un enfant mange de la viande, du poisson ou de l'œuf, la tétée de ce repas devient de moins en moins prépondérante.

GR IV : Les aliments lactés

Le lait maternel (ou le cas échéant un substitut) représente la totalité de l'alimentation pendant les cinq à six premiers mois. Mais à partir de 6-7 mois, yaourts, petits-suisses, fromage blanc nature peuvent peu à peu compléter les repas solides. Veillez à ne pas ou à très peu les sucrer. Le lait artificiel ne prendra que la place des tétées volontairement supprimées avant l'âge de 9 à 10 mois (sevrage liquide).

A partir de 7-8 mois, on peut utiliser du lait de vache entier UHT pour préparer des purées et des potages de légumes.

Au-delà de 9-10 mois un « lait de suite » ou le lait de vache commun (lait entier pasteurisé) complètera l'apport en aliments lactés en cas de sevrage au lait maternel.

Les auxiliaires

Vous les utiliserez en quantité limitée et pas avant un âge donné.

Matières grasses : huile, beurre, crème, margarines, oléagineux... Vous ne les adjoindrez à l'alimentation que vers 10-12 mois, la tétée étant suffisamment riche en matières grasses. Utilisez des produits de qualité. Attention aux graisses surchauffées qui se dégradent ; attendez la deuxième année avant de proposer des fritures.

Produits sucrés : sucrez modérement s'il y a lieu. Chocolat et confiture doivent être consommés sans excès et de préférence au moment du repas. Ne donnez pas systématiquement des confiseries à toute heure de la journée en dehors des repas. N'en donnez pas le soir au moment du coucher. Attention aux bonbons qui peuvent être avalés de travers. Ils sont dangereux.

Les produits avec édulcorants (« light » avec des « faux-sucres ») ne doivent être donnés ni aux bébés ni aux enfants.

Produits assaisonnés : réservez les produits salés : apéritifs en tous genres (chips, extrudés – type « curly » –, biscuits salés, etc.) et assaisonnés : salades, charcuteries, produits en saumure (salaisons), sauces froides et chaudes (ketchup, mayonnaise), à des enfants plus grands, au-delà de 2 ans. Attention ! A cause de leur forme, les cacahuètes sont dangereuses parce qu'elles peuvent faire « fausse route » dans la gorge de l'enfant.

A long terme

Certains enfants s'ouvrent lentement aux aliments solides (parfois vers 8-10 mois). Le lait maternel restant l'essentiel de son alimentation, l'enfant continue de grandir et de bien se porter.

Des mères et des enfants poursuivent l'allaitement au-delà de 1 an, voire plus. Ceci est fréquent dans beaucoup de pays d'Europe. Le lait maternel renforce ses effets protecteurs pour la santé à long terme quand il est donné de longs mois. Ainsi, l'enfant mange de plus en plus souvent des repas communs à la table familiale et l'allaitement reste ce moment privilégié de contact entre la mère et l'enfant une, deux ou trois fois par jour. L'enfant se tourne vers le sein maternel pour reprendre confiance en lui, puis, rassuré, repart explorer son petit monde.

Code, initiative et loi

L'allaitement est un acte très personnel, très intime, et l'idée qu'il puisse exister des lois autres que celles réglementant les congés-maternités ou le don du lait ne vient même pas à l'esprit de beaucoup d'entre nous. Pourtant, peu de pratiques individuelles bénéficient d'une protection aussi attentive de la part du législateur international. C'est que l'allaitement est l'« enfant chéri »de l'OMS (Organisation mondiale de la santé) et de l'Unicef.

Ces organismes qui font régulièrement le point sur l'état de santé des populations et la situation des enfants dans le monde se sont aperçus depuis quelques années que si rien n'était entrepris, l'allaitement maternel deviendrait rapidement un « geste naturel en voie de disparition ».

Ils ont créé tout un système de défense pour permettre de maintenir au sein (!) de notre société industrialisée cette pratique salutaire pour la santé des humains.

Le cœur de ce système est une recommandation internationale qui fixe des règles de conduite aux fabricants de laits industriels pour nourrissons et à tous ceux qui le commercialisent et le conseillent.

L'application de ce code est garantie dans certains pays par des lois nationales. Elle est surveillée partout dans le monde par des ONG (organisations non gouvernementales).

De nos jours, la plupart des bébés dans le monde naissent dans des maternités. Il fallait donc adresser tout spécialement des recommandations à ces collectivités pour qu'elles harmonisent leurs pratiques de façon à permettre l'acte individuel de l'allaitement.

C'est ainsi que sont nées les « Dix recommandations pour le succès de l'allaitement maternel ».

Le jour où l'Unicef mit en place l'initiative « Hôpitaux amis des bébés », ces dix conditions passèrent soudain d'un simple énoncé théorique à une réalité palpable.

L'initiative « Hôpitaux amis des bébés »

La première réaction des personnels de santé, lorsque nous leur avons parlé de l'initiative « Hôpitaux amis des bébés » était : « Pourquoi "amis des bébés" ? Nous sommes tous "amis des bébés". »

Le Docteur François Rémy, président du Comité français pour l'Unicef, reprenant en français les propos de James Grant, directeur général de l'Unicef à New York, nous précise à quoi se rapporte l'expression « amis des bébés » :

« Rares sont ceux qui aujourd'hui pourraient contester ouvertement le slogan "le sein c'est plus sain". Pourtant, les slogans, même s'ils correspondent étroitement à la réalité, ne sauraient se substituer à l'action. Nous invitons tous ceux qui sont amenés à assurer des prestations de maternité à évaluer leur pratique afin de savoir dans quelle mesure ils favorisent ou non l'allaitement maternel. »

Comment évaluer cette pratique ? L'Unicef met à la disposition des maternités un questionnaire d'auto-évaluation (on peut aussi se le procurer auprès des organismes de formation) qui permet à un service de savoir où il en est vraiment en matière d'allaitement maternel. Souvent, une formation complémentaire est nécessaire pour que toute l'équipe soit à niveau et puisse réunir vraiment les dix conditions pour le succès de l'allaitement maternel.

Lorsqu'un hôpital est prêt, il peut demander une évaluation extérieure à l'Autorité nationale pour l'initiative qui attribue, suivant le résultat, soit le label « Hôpital ami des bébés », soit un certificat d'engagement mentionnant les points à améliorer pour obtenir ce label.

44. Le fruit d'une bonne politique d'allaitement :
le label du premier « Hôpital ami des bébés » d'Europe :
la maternité du centre hospitalier universitaire de Debrecen (Hongrie)
avec le professeur Baba-Baràt. (Vous pouvez lire une description de cet hôpital dans le numéro de janvier 1995 des *Dossiers de l'obstétrique*.)

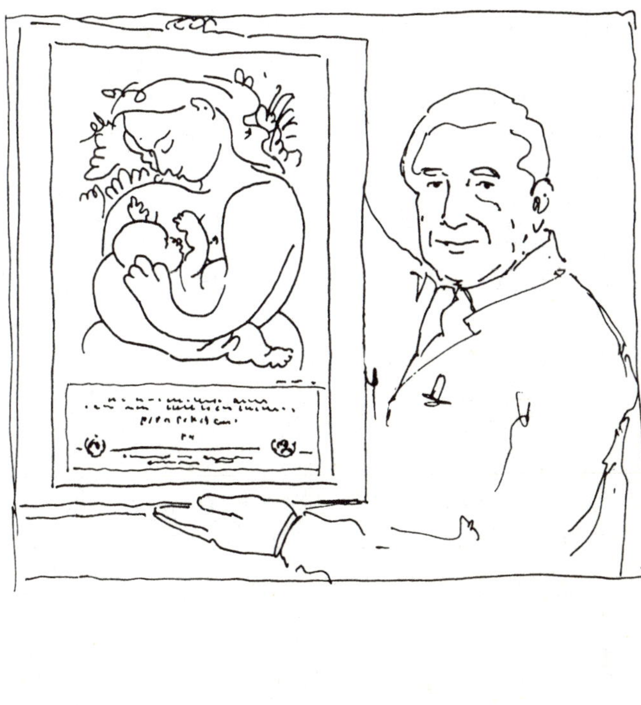

Les maternités qui ont réussi l'initiative peuvent apposer une plaque « Hôpital ami des bébés » sur leur façade pour signaler au public l'obtention de ce label.

■ Pour le succès de l'allaitement maternel

L'initiative « Hôpital ami des bébés » a été lancée en juin 1991 par l'OMS et l'Unicef à Ankara lors d'une réunion de l'Association pédiatrique internationale afin d'encourager les services de maternité du monde entier à mettre en application les dix conditions énoncées dans la déclaration conjointe OMS/Unicef de 1989 : « Protection, encouragement et soutien de l'allaitement maternel : le rôle spécial des services liés à la maternité. » Voici ces dix conditions.

Tous les établissements qui assurent des prestations de maternité et de soins aux nouveau-nés devraient respecter les dix conditions suivantes.

1. Adopter une politique d'allaitement maternel formulée par écrit et systématiquement portée à la connaissance de tous les personnels soignants.
2. Donner à tous les personnels soignants les compétences nécessaires pour mettre en œuvre cette politique.
3. Informer toutes les femmes enceintes des avantages de l'allaitement au sein et de sa pratique.
4. Aider les mères à commencer d'allaiter leur enfant dans l'heure suivant la naissance.
5. Indiquer aux mères comment pratiquer l'allaitement au sein et comment entretenir la lactation, même si elles se trouvent séparées de leur nourrisson.
6. Ne donner aux nouveau-nés aucun aliment ni aucune boisson autre que le lait maternel, sauf indication médicale.
7. Pratiquer la cohabitation mère-enfant vingt-quatre heures par jour.

8. Encourager l'allaitement au sein à la demande de l'enfant et de la mère.

9. Ne donner aux enfants nourris au sein aucune tétine artificielle ou sucette.

10. Encourager la constitution d'associations de soutien à l'allaitement maternel et leur adresser les mères dès leur sortie de l'hôpital ou de la clinique.

■ Dix conditions, deux évaluations

Lorsque les professionnels de santé découvrent pour la première fois les critères énoncés dans les « dix conditions », leurs réactions sont souvent vives et contradictoires.

Lorsqu'ils effectuent l'auto-évaluation, ils sont souvent surpris de découvrir la réalité de leurs pratiques en matière d'allaitement.

Ensuite, il s'agit de modifier ces pratiques en direction des dix conditions pour être à la hauteur de l'évaluation proprement dite.

Pour vous aider à mieux comprendre pourquoi ces dix conditions ont été sélectionnées et comment elles doivent être mises en application dans les maternités, voici point par point ce qu'elles représentent dans la pratique.

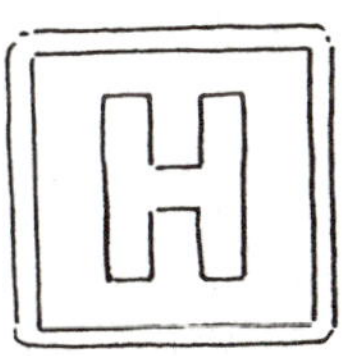

1. Adopter une politique d'allaitement maternel formulée par écrit et systématiquement portée à la connaissance de tous les personnels soignants

Il ne faudrait pas que cet écrit soit un protocole de plus à appliquer. Il remet en question toute la gestion des soins mère-enfant et doit donc impliquer tout le personnel soignant : de la femme de ménage au chef de service.

Il remet aussi en question la politique de l'établissement par rapport au contenu des cadeaux-naissance distribués à chaque mère dans nos maternités et qui contiennent des laits de substitution, des biberons et des tétines.

Enfin, il remet en question le mode d'acquisition des stocks de laits de substitution ainsi que des biberons et tétines utilisés dans le service.

Pour établir ce document, il est nécessaire de dresser un organigramme clair de tous les niveaux où sont traitées les questions de nutrition infantile dans l'établissement, qu'il s'agisse de gestion, d'intendance, de suivi médical ou de guidance.

Il est également nécessaire de dresser un organigramme montrant, dans chaque cas de figure (naissance normale, césarienne, prématuré, bébé transféré, etc.), les différents professionnels entre les mains desquels seront successivement confiés le même bébé et la même mère lors de leur passage dans l'établissement.

Cet écrit doit être accessible à tout moment et à toute personne intervenant au cours des soins mère-enfant. Toute nouvelle recrue doit en être informée personnellement et recevoir les explications lui permettant de l'appliquer.

Les étudiants en contact avec les mères, quels qu'ils soient : médecins, sages-femmes, infirmières, puéricultrices, diététiciennes et auxiliaires, doivent connaître cet écrit et s'y référer au cours des soins.

N.B. : les feuilles de conseil données aux mères à la sortie ne suffisent pas pour remplir la condition n°1.

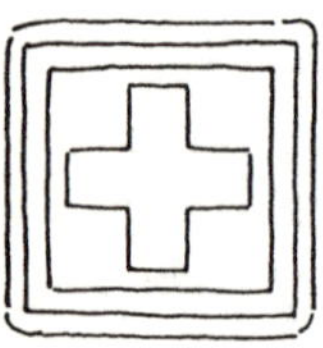

2. Donner à tous les personnels soignants les compétences nécessaires pour mettre en œuvre cette politique

Les écoles et universités formant les professionnels de santé doivent inclure dans leur programme un enseignement sur le suivi de l'allaitement maternel plus conséquent que les deux ou trois heures qui sont actuellement pratiquées.

L'allaitement maternel doit être au programme des formations continues proposées aux personnels. Une formation de base doit exister dans chaque établissement et

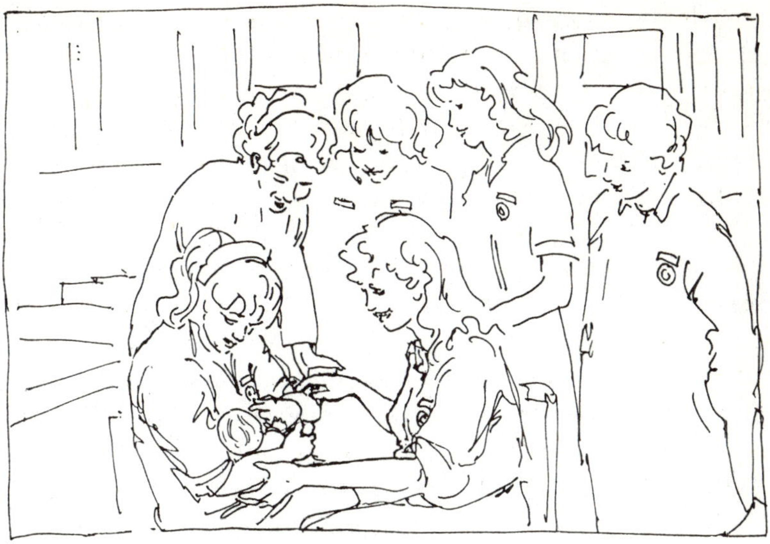

45. A l'aide d'une poupée, toute l'équipe peut s'initier aux bonnes techniques d'allaitement.

chaque nouvelle recrue devra en bénéficier dans les six mois suivant son arrivée. Le personnel sera ainsi conscient des avantages d'un allaitement maternel exclusif.

N.B. : le fait de désigner une « madame allaitement » spécialisée dans le service ne suffit pas à remplir la condition n°2.

En France, il existe plusieurs organismes de formation spécifiques à l'allaitement maternel. Nombreuses informations également sur le suivi de l'allaitement dans les maternités dans les *Dossiers de l'obstétrique.* (coordonnées à la fin de cet ouvrage.)

3. Informer toutes les femmes enceintes des avantages de l'allaitement au sein et de sa pratique

Si les établissements dispensent des soins prénataux, les femmes enceintes devront recevoir une information sur l'importance de l'allaitement maternel exclusif, les avantages de l'allaitement maternel et les pratiques de base de l'allaitement au sein.

Une attention toute particulière devra être portée aux femmes attendant leur premier enfant ou ayant rencontré des difficultés au cours d'un allaitement antérieur.

Quand il n'y a pas de consultations prénatales, il serait souhaitable que le médecin qui suit la grossesse fasse cette démarche.

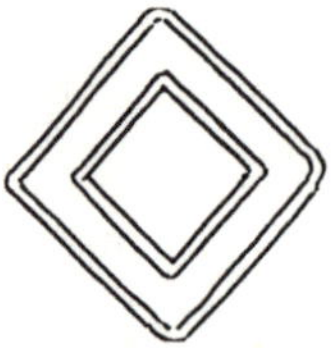

4. Aider les mères à commencer d'allaiter leur enfant dans l'heure suivant la naissance

Il ne faut pas obliger le bébé à téter, mais lui en donner la possibilité. Pour cela, il faut donner à la mère la possibilité de tenir son bébé, en contact peau à peau, au cours de l'heure suivant la naissance. Les routines techniques autour de la naissance doivent être réaménagées en fonction de cet objectif.

En cas de césarienne ou de naissance difficile, ce premier contact devra être « rattrapé » le plus tôt possible. Une marche à suivre claire pour tous doit être définie pour ces différents cas de figure afin que la relation mère-enfant puisse s'établir et que sa continuité soit assurée. Le processus doit être décrit dans le document de politique d'allaitement de l'établissement (point n°1).

5. Indiquer aux mères comment pratiquer l'allaitement au sein et comment entretenir la lactation même si elles se trouvent séparées de leur nourrisson

Au cours des heures suivant la naissance, le personnel doit offrir aux mères une aide efficace pour l'allaitement, afin de leur permettre d'être rapidement capables de placer elles-mêmes correctement leur bébé au sein.

Une bonne position au sein est en effet le garant d'une bonne lactation.

Il faut également aider, soutenir et encourager les mères séparées de leur enfant comme indiqué au point n°4 et leur donner toutes les instructions pour mettre en route leur lactation et l'entretenir jusqu'à ce qu'elles puissent mettre leur bébé directement au sein.

6. Ne donner aux nouveau-nés aucun aliment ni aucune boisson autre que le lait maternel, sauf indication médicale

Il s'agit ici de supprimer les biberons de complément systématiquement donnés aux nouveau-nés, parfois même au mépris de la valeur inestimable du colostrum, présent dès avant la naissance.

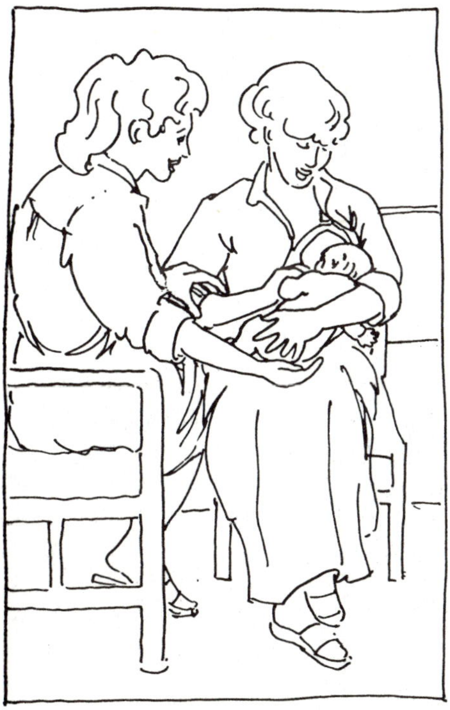

46. Bien formé, chaque personnel sait orienter les gestes de la mère.

Les indications médicales qui dérogent à cette règle sont bien précises :

– nouveau-né de faible poids ou prématuré de moins de 32 semaines ;

– enfant présentant de graves dysmaturités comportant des risques d'hypoglycémie ou ayant des anomalies congénitales métaboliques ;

– traitement chez la mère avec des produits dont il n'existe pas de variante compatible avec l'allaitement ou pathologie contre-indiquant momentanément un allaitement au sein.

Dans beaucoup de cas l'alimentation au lait maternel (prioritairement le lait de la mère, sinon du lait provenant d'un lactarium) reste le meilleur moyen de nourrir ces enfants.

Les produits ingérés par l'enfant déterminent différentes catégories d'allaitement.

Un nourrisson est allaité au lait maternel lorsqu'il est alimenté directement (au sein) ou indirectement (sonde, compte-gouttes, tasse, cuillère, biberon) avec du lait de sa propre mère ou du lait d'un lactarium.

• L'allaitement reste *exclusif* lorsqu'il ne reçoit rien d'autre sauf éventuellement des gouttes ou des préparations de médicaments, vitamines, sels minéraux. Tous les autres types de boisson, y compris l'eau, sont exclus.

• L'allaitement est encore *prédominant* lorsqu'il ne reçoit rien d'autre, sauf éventuellement comme autre boisson des liquides (médicaments, eau, tisanes, solution de réhydratation orale, jus de fruits) *à l'exclusion* de lait d'origine non humaine et de liquides à base d'aliments.

• L'allaitement devient *partiel* lorsque la source principale de nourriture de l'allaitement maternel est raccordée à une autre source d'alimentation : lait d'origine non humaine, liquides à base d'aliments, aliments semi-solides ou solides.

Notez que l'allaitement tend naturellement à disparaître au profit de cette source extérieure. Il faut donc être conscient de l'effet recherché.

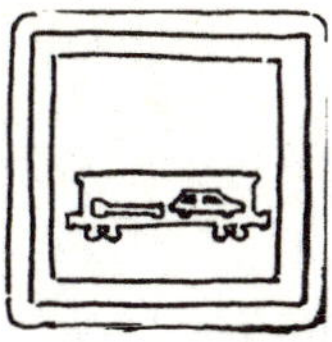

7. Laisser l'enfant avec sa mère vingt-quatre heures par jour

Dans la majorité des maternités, le bébé reste avec sa mère le jour mais, en revanche, garder son bébé la nuit est souvent très difficile à obtenir. Il faut aménager concrètement les possibilités pour les mères d'allaiter à la demande la nuit, car le cycle biologique de la lactation se fait sur vingt-quatre heures continues. Rappelons qu'actuellement on conseille de faire dormir les bébés sur le dos ou sur le côté et non pas sur le ventre. La cohabitation avec la mère est une sécurité supplémentaire.

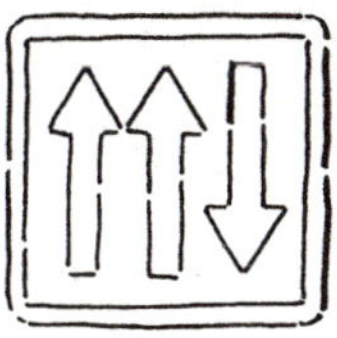

8. Encourager l'allaitement au sein à la demande de l'enfant et de la mère

Le bébé ne doit pas être allaité à heures fixes mais quand il manifeste sa faim. Il doit pouvoir téter aussi fréquemment qu'il le demande. Il n'y a pas de restriction de durée lorsque la technique de mise au sein est faite de manière adéquate.

La mère peut également solliciter ellle-même le bébé lorsqu'elle en éprouve le besoin, particulièrement si ses seins sont trop tendus. Elle ne doit réveiller et allaiter de manière directive le nourrisson que s'il a des difficultés (enfant peut tonique dont le poids stagne).

9. Ne donner aux enfants nourris au sein aucune tétine artificielle ou sucette

Le personnel doit expliquer pourquoi il faut éviter ces artifices. L'utilisation d'une tétine ou d'une sucette peut entraîner chez le nouveau-né une modification de son mode de succion qui rend sa tétée moins efficace, et donc moins nourrissante. C'est donc un point très important à respecter.

Il faut veiller également à supprimer tétines et biberons des cadeaux-naissance remis à la mère à la sortie de la maternité.

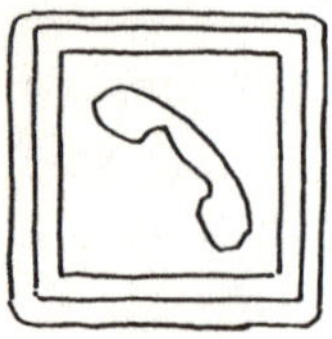

10. Encourager la constitution d'associations de soutien à l'allaitement maternel et leur adresser les mères dès leur sortie de l'hôpital ou de la clinique

En France, il est très facile de constituer une association à but non lucratif (loi 1901). Pour le soutien à l'allaitement maternel, l'alliage le plus solide est réalisé lorsque parents et professionnels de santé s'associent pour un travail commun. La liste des associations en France est disponible auprès du *Courrier inter-allaitement* (adresse à la fin du livre).

Pas de stocks gratuits : la condition n°0

Parmi les dix conditions pour le succès de l'allaitement maternel, il en est une qui n'est pas mentionnée et qui est pourtant indispensable à la réussite : c'est l'absence, dans les maternités, de stocks et d'échantillons gratuits de :

– laits pour nourrissons,

– produits destinés à l'alimentation du bébé en dessous de 4 mois,

– tétines et biberons.

Cette condition n'est pas mentionnée parmi les dix recommandations, parce qu'elle fait déjà partie d'un document international publié en 1981 par l'OMS (Organisation mondiale de la santé). Il s'agit du *Code international de commercialisation des substituts du lait maternel.*

Voici les dispositions importantes qui réglementent la commercialisation de ces laits pour nourrissons, biberons, tétines, aliments pour nourrissons.

– Pas de publicité ni de distribution d'échantillons gratuits au public, pas de promotion de ces produits dans les services de santé ni de distribution de cadeaux et d'échantillons au personnel.

– Pas de promotion de produits inadaptés, pas d'idéalisation des produits dans les textes et les images, une information scientifique et objective sur le matériel d'information aux professionnels de santé.

– La mention sur toute information, y compris les étiquettes :

1. des avantages de l'allaitement maternel ;
2. des coûts et risques liés à l'utilisation des aliments artificiels.

– L'obligation de respecter les dispositions du code, même en l'absence de lois nationales.

■ Une loi pour l'autre lait

En Europe, les lois et règlements sont harmonisés. C'est ainsi que deux directives de la CEE, n° 91-321 de la commission du 14 mai 1991 et n° 92-52 du conseil du 18 juin 1992, concernant les préparations pour nourrissons et les préparations de suite respectivement pour les pays eux-mêmes et pour l'exportation vers des pays tiers, devaient être transposées dans la loi nationale.

En France, un arrêté du 11 janvier 1994 fixe les nouvelles règles concernant ces produits. Désormais, il faut utiliser respectivement les termes « préparations » ou « laits pour nourrissons », et « préparations » ou « laits de suite » pour les anciens laits 1er âge et 2e âge. Les termes « humanisés », « maternisés » ou des termes similaires sont interdits.

Voici quelques autres aspects importants de ce texte : concernant les laits pour nourrissons, la formulation de l'étiquetage ne doit pas décourager l'allaitement au sein et ne doit comporter aucune représentation de nourrisson ni d'autres représentations ou textes de nature à idéaliser l'utilisation du produit.

La publicité pour les professionnels de santé ne doit pas laisser entendre ou accréditer l'idée que l'utilisation du biberon est égale ou supérieure à l'allaitement au sein.

Les laits pour nourrissons et les laits de suite destinés à l'exportation doivent être étiquetés en une langue adéquate et de façon à éviter toute confusion entre les deux produits.

Une partie de la directive nécessitait un modification de la Constitution. Ainsi, le samedi 4 juin 1994 paraissait au *Bulletin officiel*, entre les méthodes de langues et les substituts du vinaigre, une loi (n° 94-442 du 3 juin 1994 modifiant le Code de la consommation titre III) concernant la publicité et les pratiques commerciales des laits pour nourrissons. Voici cette loi :

Art. L. 121-50. – Constituent, au sens de la présente section, des préparations pour nourrissons les denrées alimentaires destinées à l'alimentation des enfants jusqu'à l'âge de 4 mois accomplis et présentées comme répondant à elles seules à l'ensemble des besoins nutritionnels de ceux-ci.

Art. L. 121-51. – La publicité en faveur des préparations pour nourrissons n'est autorisée que dans la presse écrite destinée aux professions de santé.

Art. L. 121-52. – Il est interdit, dans le commerce de détail, de distribuer à titre gratuit des échantillons de ces produits ou tout autre cadeau promotionnel, que ce soit directement ou indirectement par l'intermédiaire des services de santé ou de leurs agents.

Art. L. 121-53. – Un décret en Conseil d'État fixe :

1° Les conditions de la distribution gratuite de la documentation concernant les préparations pour nourrissons et du matériel de présentation de celles-ci ;

2° Les conditions dans lesquelles il peut être exceptionnellement dérogé, dans l'intérêt de la santé des nourrissons ou des mères, à l'interdiction faite au second alinéa de l'article L. 121-52.

Toutes les lois du monde ne fonctionnent que lorsqu'elles sont appliquées. Si vous constatez des infractions à cette loi ou au Code international de commercialisation des substituts du lait maternel, envoyez vos témoignages à Action pour l'allaitement.

■ Trois petits tours et puis s'en vont

Lors de leur séjour à la maternité, on a souvent proposé à des mamans qui allaitaient des biberons de complément d'une certaine marque de lait. A la sortie, elles repartaient avec une boîte de lait de cette même marque. Parfois même, on inscrivait sur le carnet de santé ou la feuille de sortie toujours la même marque de lait.

D'autres mamans, qui accouchaient à un autre moment de l'année dans cette maternité et désiraient allaiter, recevaient, elles, des biberons de complément, une boîte et la mention dans le carnet de santé, mais cette fois-ci d'une autre marque de lait.

Comment ces marques de lait étaient-elles choisies ? Au hasard ? Hélas, non. Nous espérons que, grâce à la nouvelle loi qui prohibe la distribution de cadeaux promotionnels indirectement par l'intermédiaire des services de santé, personne n'aura plus à faire les frais de ce qui s'appelait les « tours de lait ».

En effet, pendant de nombreuses années, les marques de lait industriel ont approvisionné gratuitement beaucoup de maternités, leur fournissant, contre prescription de leur marque, tout le lait nécessaire pendant le séjour et pour la sortie de la mère. Chaque marque avait sa chance d'être prescrite à un certain nombre de bébés si elle arrivait à rentrer, moyennant paiement à des personnes clés, dans le « tour de lait ». Parfois la concurrence était sévère, et, comme dans une enchère, la marque qui payait le plus par bébé pouvait rester le plus longtemps ou même tout seule dans le tour.

Les entreprises de lait industriel devaient investir plusieurs centaines de francs par bébé (allaité ou non) en subventions à l'établissement (la plus grosse part), cadeaux au personnel, stocks et échantillons gratuits pour assurer la promotion de leur marque à travers les systèmes de santé.

La facture était bien sûr payée de A à Z par les parents qui utilisaient du lait artificiel pour nourrisson et payaient sans le savoir le prix de cette promotion très spéciale.

Pourquoi les laits pour nourrissons font-ils l'objet d'une telle guerre commerciale ? Ce sont souvent des produits d'appel pour toute une gamme suivante de produits alimentaires : laits de suite, aliments pour bébés, enfants et, plus tard, adultes. L'enjeu est considérable, car un petit consommateur fidélisé va bientôt rapporter de l'or. L'alimentation est le plus gros poste de budget des ménages. Faire prendre l'habitude très tôt de consommer des produits industriels a des conséquences économiques énormes que la jeune maman ne soupçonne pas lorsqu'on lui donne gratuitement une grande boîte de lait pour « fêter » la naissance de son bébé.

Gâtés à grands coups de congrès, études, fondations, subventions de recherches, publications, manifestations de prestige et de séduction, actions culturelles, écologiques ou humanitaires, etc., les professionnels de santé ne pensent pas non plus toujours aux conséquences de cette « culture du biberon » à laquelle ils participent.

Allaitement sans frontières

■ IBFAN : une action en faveur de la nutrition infantile

En 1939, le Docteur Cecily Williams déclarait : « La publicité pernicieuse pour l'alimentation au biberon doit être considérée comme un meurtre. »

Ces mots très durs recouvrent une réalité angoissante que seules les personnes responsables sont prêtes à assumer : un million et demi de bébés meurent chaque année dans le monde parce qu'ils n'ont pas été allaités au sein.

Décidés à rompre le silence, des citoyens de pays industrialisés et de pays en voie de développement ont fondé IBFAN en 1979 à Genève.

47. IBFAN est présent partout dans le monde pour tenir l'opinion en éveil sur la question de la nutrition infantile.

International Baby Food Action Network (en français, Réseau international des groupes d'action pour l'alimentation infantile) est un réseau d'action d'une coalition d'ONG dont le but est de protéger la santé des nourrissons en promouvant l'allaitement maternel et en défendant le citoyen contre les abus des industries d'aliments infantiles.

Après avoir conduit avec succès de 1977 à 1984 un long boycott contre Nestlé, le plus grand producteur d'aliments infantiles, IBFAN a dû relancer en 1988 un nouveau boycott pour mettre fin à la pratique des stocks et des échantillons gratuits de lait pour nourrissons dans les hôpitaux.

Parallèlement, IBFAN suit de près l'évolution des lois, particulièrement en Europe, grand producteur et exportateur, afin que ces pratiques soient légalement sanctionnées dans tous les pays. En France, beaucoup de groupes font partie du réseau IBFAN.

IBFAN publie régulièrement un rapport faisant état des violations du Code dans le monde (Breaking the rule 1994, envoyer 1.72 £ à BMAC, 23 St Andrew's street, Cambridge CB2 3 AX, UK). Pour la France, s'adresser au CFDAM, CEERA ou APA (coordonnées à la fin du livre).

■ WABA : huit centres d'intérêt, l'Alliance mondiale pour l'allaitement

Jusqu'à présent il était difficile de faire porter l'action en faveur de l'allaitement maternel au-delà du cercle restreint de la mère en période d'allaitement.

Depuis 1991, date de sa création, l'Alliance mondiale pour l'allaitement (WABA/World Alliance for Breastfeeding Action) invite désormais tous les citoyens du monde à se joindre à elle pour protéger, promouvoir et soutenir l'allaitement maternel en tant que droit fondamental des mères et des enfants.

Groupement d'ONG et d'organisations diverses, WABA organise chaque année la Journée mondiale de l'allaitement tous les 1er août, suivie de la Semaine mondiale de l'allaitement du 1er au 6 août.

C'est l'occasion de porter auprès du public un thème diffférent chaque année en partant des huit centres d'intérêt que WABA a développés :

– Mobilisation sociale ;
– Centres d'information ;
– Recherche et revue d'articles ;
– Pratiques de santé ;
– Éducation et formation ;
– Groupes de soutien entre mères ;
– Femmes et travail ;

– Conformité au Code international.

Suivant leur compétence ou leur désir, des organisations, des associations ou même des personnes isolées ou de très petits groupes peuvent travailler autour d'un ou plusieurs de ces centres d'intérêt.

En France vous pouvez échanger vos recherches et vos informations et avoir des nouvelles d'IBFAN et de WABA grâce au *Courrier inter-allaitement* (coordonnées à la fin du livre).

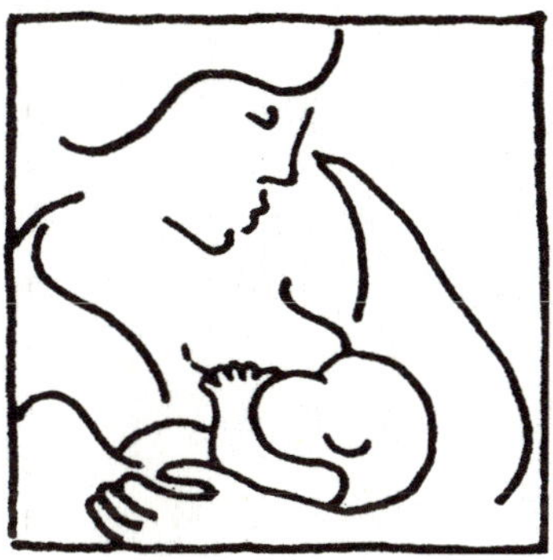

48. L'emblème de l'Alliance mondiale pour l'allaitement WABA.

Si j'allaite

Pour finir, nous ne résistons pas au plaisir de vous livrer ces deux témoignages de mamans qui ont acquis leur compétence à l'ouvrage.

■ Libre de tout projet

Avant de démarrer un allaitement, on se pose toujours la question : « Combien de temps vais-je allaiter ? »

Voici l'histoire de Dominique. Elle vous en dira plus long sur le projet d'allaitement, que tous les discours du monde.

Quinze jours, trois semaines, un mois

Dominique va avoir son premier bébé. Elle sait qu'elle veut l'allaiter, parce qu'elle trouve cela maternel.

Selon les témoignages d'autres jeunes mamans, elle croit qu'on ne peut allaiter que quinze jours. Elle a remarqué que, à l'hôpital, on allaitait toujours avec un biberon en plus. Elle se décide donc pour une durée d'allaitement de quinze jours, trois semaines.

Dominique fait partie d'un groupe de loisirs aquatiques, où elle rencontre une jeune femme qui allaite encore son bébé de 11 mois. Lorsqu'elle lui dit que le seul lait qu'elle lui ait donné jusqu'à présent était du lait maternel, Dominique n'en revient pas : ce bébé est normal, il n'est pas chétif, il est même grassouillet !

Elle décide donc d'allaiter son bébé un mois. Elle assiste à un cours de puériculture pour futures mamans. Cette information supplémentaire lui fait monter son projet d'allaitement à deux mois.

Dans son entourage, l'allaitement se résume à ces deux questions :

« Est-ce que tu vas allaiter ? » (Elle répond : « Oui. »)

« Combien de temps ? » (Sa réponse : « 2 mois » amène le commentaire suivant : « Mais, tu crois que tu vas pouvoir ? ») Au moment de son accouchement, Dominique négocie avec la sage-femme pour qu'on lui pose le bébé sur le ventre. Elle fait bien. L'élève sage-femme qui l'accouche n'était pas au courant. Elle allait poser le bébé sur la table, comme on le lui avait appris, quand la sage-femme chef lui dit : « Elle veut son bébé sur le ventre. »

A présent, Dominique est dans sa chambre d'hôpital.

Le personnel est étrangement discret. On pourrait presque dire : absent. Elle ne reçoit aucune information, aucune assistance pour les tétées, on ne lui pose pas de questions, mais, chance extraordinaire, on ne lui propose pas non plus de biberons de complément.

Dominique a de la chance. Elle partage sa chambre avec une maman qui a allaité son premier bébé neuf mois. Cette maman est très calme, de bon conseil, rassurante. Quand le bébé de Dominique pleure, elle lui suggère tout simplement de le mettre au sein. Très rapidement ils trouvent leur rythme.

Pas vache !

De retour à la maison, tout se passe bien. Le mari de Dominique lui fait entièrement confiance pour l'allaitement.

Au bout d'un mois, Dominique va chez le pédiatre qui lui dit : « Ah, c'est bien ! Quand on a réussi à passer le cap du premier mois, ça dure généralement six mois, un an. »

Dominique est abasourdie. Elle se plaint à son mari : « Mais je ne suis pas une vache ! Ah non, je ne vais quand même pas allaiter six mois ! »

Lorsque son bébé a 2 mois, Dominique est obligée de le sevrer brutalement pendant quelques jours. Elle a un problème à une dent de sagesse. Elle doit prendre un traitement médicamenteux incompatible avec l'allaitement. Elle nourrit au biberon pendant quatre jours en jetant son lait.

Pour Dominique c'est une révélation : « Ah non, pas de biberon ! » Elle trouve que les selles d'un enfant au biberon ont une odeur désagréable, alors que les selles d'un enfant nourri au sein sentent bon. Elle trouve déplacé que son mari ou sa belle-mère donnent le biberon à sa place. Elle trouve surtout que sa fille est si loin d'elle. Il lui manque cette petite bouche qui tète le bon lait de sa maman. Elle se dépêche de reprendre l'allaitement. Mais, alors qu'elle aurait volontiers allaité le plus longtemps possible, Dominique sera obligée de sevrer Betty vers le sixième mois.

Voici pourquoi.

De longue date

Dominique avait lu dans différentes revues et livres pour jeunes parents qu'il était important de préserver la vie du couple de l'envahissement qu'occasionnait la venue du bébé. Des choses du style : « Vous retrouver tous les deux : programmez-vous des grasses matinées, un week-end seuls, en amoureux (date généralement conseillée : à 2 mois) » pour ne pas se laisser « bouffer » par le bébé. Dominique, qui avait autant la fibre d'épouse que la fibre maternelle, avait donc cru raisonnable de prévoir, vers les

6 mois, une semaine de vacances dans un pays chaud pour faire de la plongée sous-marine avec son mari.

(Rappelons que dans son esprit il était absolument impensable qu'à 6 mois elle puisse encore allaiter. Elle trouvait son choix de date de vacances plus que raisonnable par rapport aux deux mois généralement avancés).

Les dates étant absolument impératives, elle se résout donc à sevrer, mais s'y prend suffisamment longtemps à l'avance. Son pédiatre lui suggère le programme suivant : enlever dans un ordre quelconque une tétée tous les trois-quatre jours.

Dominique commence par la tétée du soir, et se réveille à 4 heures du matin avec une énorme montée de lait à deux doigts de l'engorgement. Elle va chercher Betty et la fait téter. Le lendemain, elle nous appelle (c'est là que nous faisons sa connaissance). Au bout d'un moment de discussion, elle s'aperçoit que, en fait, elle n'a pas envie de sevrer.

Mais elle doit partir. Son séjour ne peut être remis. Elle procède donc de la manière suivante : elle étale le sevrage sur cinq semaines. La première tétée (celle de 16 h), sera la plus dure à supprimer. Elle doit persuader sa fille d'accepter le biberon. Au bout d'une semaine, elle supprime la tétée de midi. La troisième semaine, c'est la tétée du soir. Enfin, la dernière semaine, elle supprime la tétée du matin. La cinquième semaine, Betty est sevrée, mais Dominique est encore là. Elle ne part pas tout de suite après le sevrage.

Ce témoignage reflète bien les contradictions d'une maman moderne, mais il donne aussi son évolution. Ici, d'un projet « standard », sans aucun rapport avec la réalité de la naissance, on est passé en quelques mois à une relation chaleureuse et vivante, une ouverture vers les autres, un épanouissement prometteur qui s'est confirmé par la suite.

En effet, lors de ce premier témoignage, sa fille avait déjà trois ans, et Dominique était enceinte de son deuxième enfant. Elle disait : « Je ne fais plus de projets ! La prochaine fois qu'on part en vacances, on emmène les enfants. C'est pour cela que j'ai eu envie de faire de l'information sur l'allaitement. Pour qu'on arrête de prévoir des choses insensées ! J'espère qu'à la maternité je serai dans une chambre avec une jeune maman qui pourra profiter de mon expérience. »

Pourquoi ne pas le proposer à toutes les mamans ?

Nous avons rencontré à nouveau Dominique quelque temps plus tard, pour savoir comment elle avait mené ce second allaitement.

« Pour Mylène, c'était évident d'allaiter. Ça coulait de source. C'est une histoire tellement simple que je ne sais pas quoi en dire. Il n'y a pas eu toutes ces questions que j'ai eu à me poser pour le premier allaitement. Mylène est un bébé calme, mais je crois que ce n'est pas un hasard. Betty, on ne me l'a pas laissée avec moi les premières nuits. On me l'amenait, et Dieu sait ce qu'on lui donnait entre temps, ou ce qu'elle faisait. Mylène, j'ai demandé qu'elle soit avec moi vingt-quatre heures sur vingt-quatre. Les premières nuits, elle avait des coliques et pleurait beaucoup. A 1 heure du matin, j' arpentais les couloirs avec mon bébé. Les sages-femmes qui buvaient le café m'ont demandé : « Vous êtes sûre que vous ne voulez pas qu'on la prenne ? ». J'ai répondu : « Non, si c'est pour la laisser pleurer dans la pouponnière, je préfère la porter. » Et j'ai marché comme ça dans les couloirs pendant deux ou trois nuits. Les coliques et les pleurs ont complètement disparu.

Lorsqu'on est venu chercher mon bébé pour la toilette, j'ai demandé à la faire moi-même. On m'a répondu que ce n'était pas possible. Alors je suis allée voir la sage-femme-chef. On m'appelait lorsque les toilettes des autres bébés étaient finies, et je pouvais moi-même utiliser le local pour faire les soins à Mylène. J'ai demandé : « Mais pourquoi ne le proposez-vous pas à toutes les mamans ? On serait beaucoup moins gauches en rentrant à la maison. » On m'a répondu : « Ce sont les mamans qui ne demandent pas. »

Pour le test de Guthrie (lorsqu'on pique le talon du bébé) c'est pareil : on m'a dit : « On vous la ramène tout de suite ». J'ai dit : « Je viens avec. » On m'a dit : « Mais ça prend 10 minutes ! » J'ai dit : « Justement. Alors je viens avec ». Nous attendions ; au bout d'un moment, quelqu'un a dit : « Ah, si la maman est là, on va le faire tout de suite. » Si je ne l'avais pas accompagnée, je crois que mon bébé aurait encore attendu un certain temps.

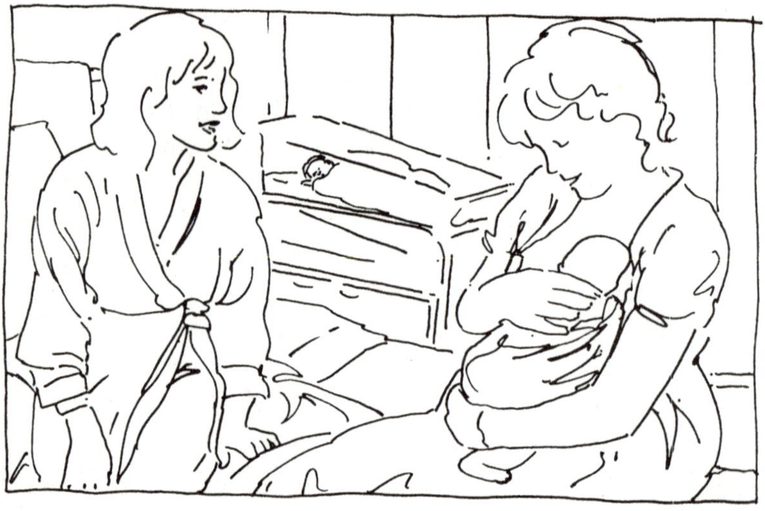

49. Dès le séjour à la maternité, l'acquisition des compétences de la mère.

J'ai allaité Mylène de juillet à Pâques, c'est-à-dire presque neuf mois. Je lui ai donné exclusivement le sein pendant les cinq premiers mois. Ensuite j'ai introduit des aliments solides tout en continuant l'allaitement. En janvier, nous sommes partis en vacances. A l'hôtel, ce n'était pas pratique de lui donner des légumes en pot, alors je l'ai tout simplement réallaitée complètement pendant huit jours jusqu'à ce que je puisse de nouveau lui donner des repas « maison ».

Pour moi, l'allaitement c'est un acte généreux, oui, un signe de générosité. Je me sentais belle et généreuse avec mes seins pleins de lait.

■ Tétées-câlins

Voici, comme une note d'espoir et de gaieté, ce très beau témoignage de Françoise et Ellora. Lisez-le jusqu'à la fin, il vous réserve une surprise.

Déjà sept mois de bonheur

Voilà sept mois que Ellora est parmi nous et l'allaitement est à son apogée !

Chaque jour est une découverte pour nous deux et je n'aurais jamais pu imaginer qu'un allaitement réussi pouvait apporter tant de satisfaction et de plaisir.

Certes, c'est mon deuxième enfant et l'expérience de ma première fille allaitée pendant cinq mois a été une bonne école. J'ai fait appel à *action pour l'allaitement* de nombreuses fois, chaque fois que se présentait un problème nouveau, et j'étais cette fois bien préparée à vivre pleinement cet allaitement. Ainsi j'ai surmonté jusqu'à présent sans difficultés quelques inconvénients de démarrage (gerçures, réajustement de la production, début d'engorgement) et aujourd'hui je trouve que tout se passe avec tant de simplicité et de bonheur que je compte bien allaiter longtemps encore !

Je voudrais faire partager mon enthousiasme en commentant ici quelques instants de ces moments privilégiés et je peux affirmer que la découverte du monde commence par le bout du sein. En effet, c'est fascinant de voir l'évolution d'un bébé allaité. Chaque tétée est une nouvelle expérience, même au bout de sept mois !

Ainsi les premiers mois, ce furent essentiellement des tétées d'affamée que j'ai pu voir. Ellora se jetait sur le mamelon, se cambrait, raide et crispée pour boire, puis se détendait au fur et à mesure qu'elle se rassasiait. Elle terminait la tétée calme et détendue, au point de sombrer parfois dans un sommeil paisible.

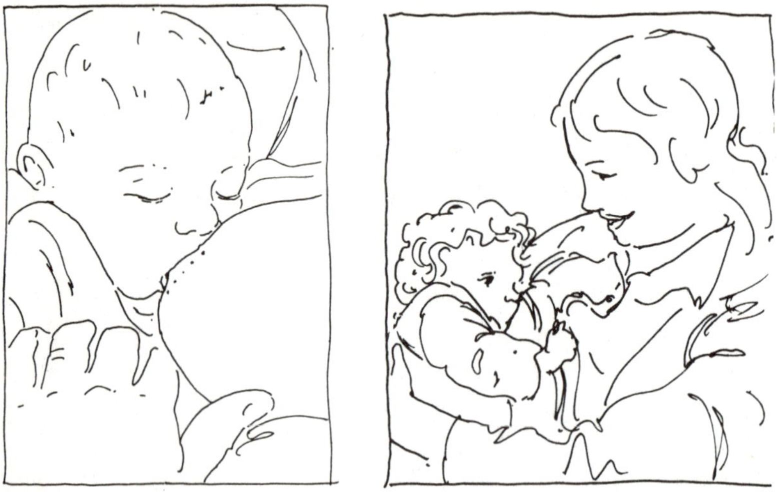

© APA/Strasbourg

50. De tétée en tétée, l'ouverture au monde.

Puis suivirent des tétées d'éveil, de découverte et de conversation qui se présentent sous cette forme : Ellora tète le sein, boit une bonne rasade pour caler la faim immédiate, puis aperçoit un bouton fascinant sur ma blouse ou une nouvelle broche sur mon pull. Alors elle veut voir de plus près, lâche le sein, approche sa main de l'objet convoité, vocalise pour me faire part de son admiration et se demande soudain : « Où en étais-je, poisson, viande ou dessert ? » et reprend le sein pour une nouvelle gorgée sans pour autant lâcher des yeux la belle trouvaille ! Et ainsi de suite à plusieurs reprises, donnant à la tétée une note de « conversation en tête-à-tête sur canapé » !

Elle évolue ainsi d'une tétée à l'autre, attentive au moindre bruit, au son de la voix, faisant part de ses impressions.

Toutes les tétées du monde

Les tétées sont souvent familiales aussi, autour du repas ou au fond du lit lorsque le petit matin pointe. Que c'est agréable de continuer à dormir en laissant Ellora téter toute seule comme une grande.

Il y a les tétées-lecture, où elle suit attentivement le livre d'images que je raconte à mon aînée qui, de son côté, apprécie également ces moments de détente.

Nous aimons les tétées-câlins aussi, car ce sont des moments très tendres. Lorsque Ellora est fatiguée ou irritée, le sein la calme, la voix la berce et elle s'abandonne progressivement dans mes bras sous l'effet des caresses.

Enfin, depuis peu, il y a une nouveauté très drôle, la tétée-musicale ; là, chaque gorgée correspond à un son différent, variant ainsi les tétées selon son humeur et son rythme d'un classique morceau de valse au swing d'un jazz endiablé ! Tous ces moments font de l'allaitement des instants rares et merveilleux.

Depuis quelques mois la nourriture solide a fait elle aussi son apparition dans la vie d'Ellora. Que ce soit légumes, viandes ou fruits, elle aime. Tout cela n'a-t-il pas un goût de déjà connu à travers le lait maternel ?

La boisson se diversifie également : eau, tisanes ou jus de fruits sont appréciés, mais attention, elle boit comme une grande, avec une tasse. La tétine du biberon a résolument mauvais goût à côté du doux mamelon de maman !

La tétée reste cependant, comme avant, un agréable moment pour nous deux et, après son repas, elle attend le sein comme un enfant sa friandise !

De mon côté, ce sont autant de pauses-tétées qui me permettent de lire, de me reposer ou de rêver, petit luxe que l'on ne s'offre habituellement que rarement.

Voilà comment cet allaitement a contribué à une merveilleuse histoire d'amour. Allant de surprises en découvertes, nos journées sont pimentées de moments tendres, drôles et forts et, nous l'espérons, pour longtemps encore !

Ma chaleur et mon lait

J'allais oublier un détail qui a toute son importance : cette période d'allaitement se déroule alors que j'ai repris mon travail depuis que Ellora a 4 mois.

Par mon expérience je peux certifier : allaiter et travailler, c'est possible !

Mes horaires de travail sont variables, de 7 heures à 14 heures ou de 13 heures 30 à 20 heures 30. Avant de partir à mon travail du matin, je réveille Ellora doucement et lui donne le sein quelle accepte volontiers. Chez la gardienne, elle reçoit un biberon vers 9 heures. Vers midi, Ellora reçoit son repas de légumes avec éventuellement un peu de tisane. Lorsque je la récupère vers 14 heures , je l'allaite aussitôt, soit chez la nourrice, si c'est urgent, soit de retour à la maison. L'après-midi je lui donne le sein à la demande et aussi souvent que possible, variant les tétées de deux à trois avant la nuit, complétées par un repas de légumes.

Lorsque je travaille l'après-midi, j'inverse le procédé en donnant le sein à la carte le matin, la nourrice complétant avec des biberons; puis j'allaite à mon retour vers 21 heures.

Ne travaillant que dix jours par mois, je veille à allaiter complètement durant mon congé, mettant Ellora plus souvent au sein au début afin d'activer la production de lait.

Elle a compris : lorsque je suis près d'elle, c'est ma chaleur et mon lait qu'elle obtient, chez la gardienne c'est sa tendresse et un autre lait, et ça marche ainsi depuis plus de trois mois !

Carnet d'adresses

Inter-allaitement

Il existe en France environs 115 associations de soutien à l'allaitement réparties dans 62 départements. On peut se procurer leur liste, moyennant 1 enveloppe libellée et timbrée et 2 timbres au tarif en vigueur à l'adresse ci-dessous. Vous pouvez également participer au réseau français et européen d'action en faveur de l'allaitement en vous abonnant au :
Courrier Inter-allaitement
19, rue de Dalhain,
67200 Strasbourg

En cas d'urgence : si vous ne connaissez pas le groupe de soutien le plus proche et que vous avez besoin d'une réponse rapidement, téléphonez à l'une de ces associations.
Action pour l'allaitement
19, rue de Dalhain, 67200 Strasbourg
Tél : 88 27 31 72

La Leche League
BP 18, 78620 L'Étang-la-Ville
Tél : (16-1) 39 58 45 84

Solidarilait
26, boulevard Brune,
75014 Paris
Tél : (16-1) 40 44 70 70

Initiative « Hôpitaux amis des bébés »
Comité français pour l'Unicef
3, rue Duguay-Trouin, 75282 Paris Cedex 06
Tél : (16-1) 44 39 77 77
Fax : (16-1) 44 39 77 20

Formations

Solidarilait-Formation
Secrétariat des Formations
L'Escandihado, route de la Bonde 84120 Pertuis
Tél (13 h à 18 h) : 09 52 53 79
Fax, répondeur : 90 79 58 21

SESAM
Société européenne pour le soutien à l'allaitement maternel
8, rue Jarente, 75004 Paris
Tél : (16-1) 42 77 74 37 / Fax : (16-1) 42 74 56 62

LLL France Formation
La Leche League France Formation
2, rue Pierre-Ronsard, 78180 Montigny-le-Bretonneux
Tél : (16-1) 30-96-08-01 / Fax : (16-1) 30-60-06-78

CFDAM
Centre de formation et de documentation sur l'allaitement maternel
Hôpital, 14, avenue Foch, 76190 Yvetot
Tél : 35 96 39 24 (soir)

CEFRA
Centre francophone de recherche sur l'allaitement.
BP 10, 91340 Igny Cedex
Tél : (16-1) 64 47 08 28

APA/Strasbourg
Action pour l'allaitement
BP 42, F. 67044 Strasbourg Cedex.
Tél : 88 61 17 47
Fax : 88 60 69 37

Revues

Sages-femmes
Dossiers de l'obstétrique
De nombreux numéros (169,170,216) consacrés à l'allaitement.
Un suivi régulier de la situation en France.
ELPEA
62, rue du Faubourg-Poissonnière,
75010 Paris
Tél : (16-1) 42 46 69 96
Fax : (16-1) 47 70 37 02

Femmes sages
Professionnels : Dossiers de l'allaitement
Grand public : Allaiter aujourd'hui
LLL France,
BP 18,
78620 L'Étang-la-Ville
Tél : (16-1) 43 08 56 02
Fax : (16-1) 43 08 50 95

Livres de référence

360 pages : *L'allaitement*
Marie Thirion, Paris, Albin Michel, 1994.
La référence de l'allaitement en France.

850 pages : *L'enfant bien portant de 0 à 2 ans*
Aldo Naouri, Paris, Seuil, 1993.
Le meilleur angle de vue sur la nutrition infantile des ouvrages de pédiatrie pour grand public.

455 pages : *The Breastfeeding Answer Book*
Nancy Mohrbacher & Julie Stock. La Leche League International, 1991, 1400N Meacham Road, Schaumiburg IL60168 4079 USA. *Base de la préparation à l'examen de consultante en lactation. Depuis 1992, session en français tous les ans ou tous les deux ans. Diplôme « à points » avec contrôle continu des connaissances (Recertification process).*
Association française des consultants de lactation

65, allée du Lac inférieur, 78110 Le Vésinet.
Tél/ Fax : (16-1) 34 80 16 22

695 pages : *Breastfeeding and Human Lactation*
Jan Riordan & Kathleen Auerbach, Londres, Jones and Bartlett Publishers, 1993.
Ouvrage médical. Nombreuses références.

Vidéo vitale

Breast is Best
Gro Nylander, Norvège. Durée : 35 minutes. En anglais, version en français disponible fin 1995. Commande : Health Info, Vidéo Vital AS, P.O. Box : 5058 Majorstua, N- 0301 Oslo , Norvège. Tél : (19) 47 22 69 96 44, Fax : (19) 47 22 60 07 89.
Prix en 1994 : 29£. Pal, NTSC ou Secam (préciser). Payable par Master card, Eurocard, Visa (joindre numéro, date d'expiration et signature).

Réseau International

IBFAN EUROPE
GIFA Case postale 157
1211 Genève 19 – Suisse
Fax (19) 41 22 798 44 43
Alliance mondiale pour l'allaitement WABA
PO Box 1200
Penang 10850 – Malaisie
Tél : (19) 60 4 658 48 16
Fax : (19) 60 4 657 26 55

Index

Aubin Imprimeur
LIGUGÉ, POITIERS

Achevé d'imprimer en mars 1995
N° d'édition 1253 / N° d'impression L 48741
Dépôt légal mars 1995
Imprimé en France